61歳で大学教授やめて、

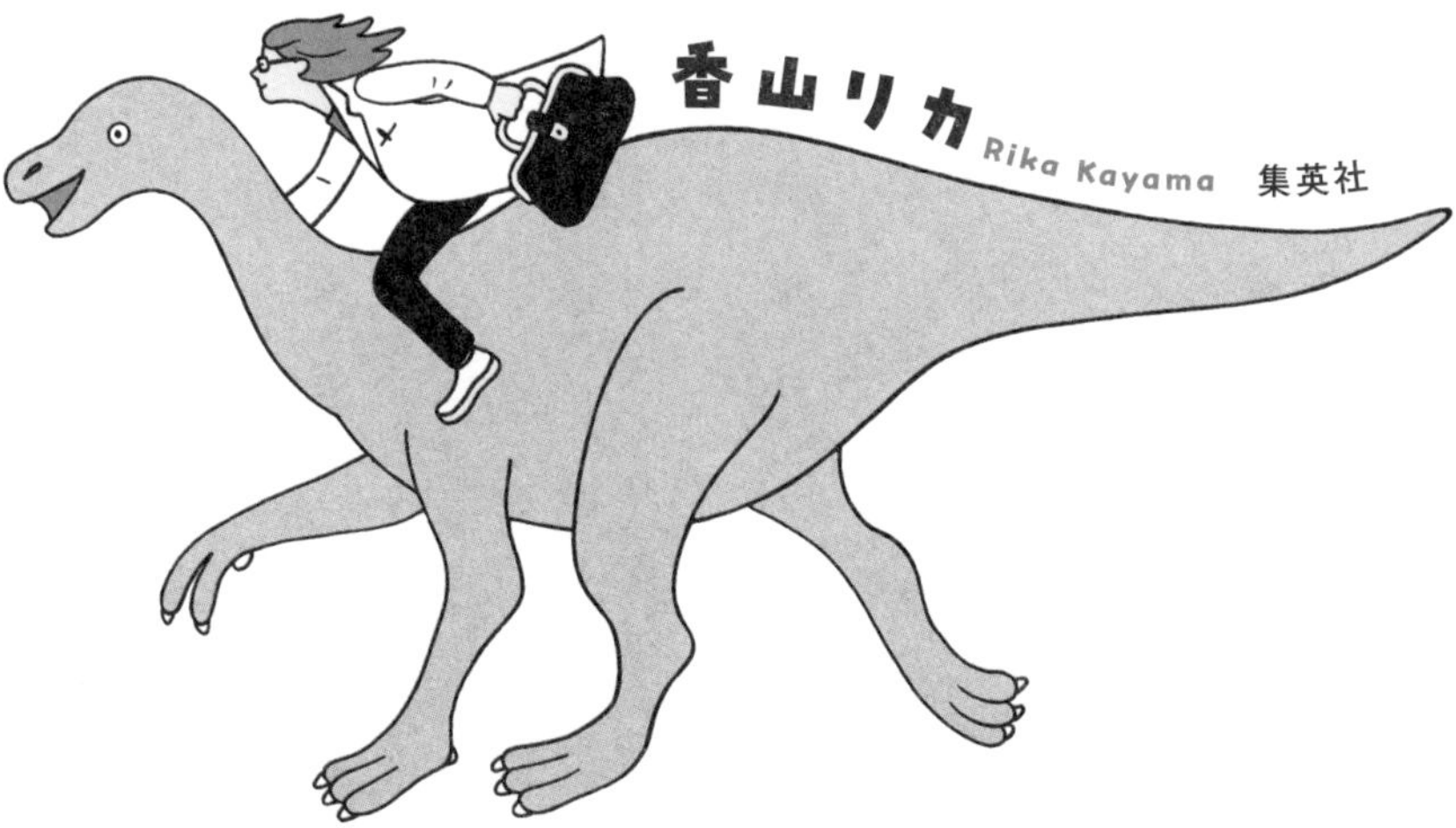

香山リカ
Rika Kayama

集英社

北海道で「へき地のお医者さん」はじめました

61歳で大学教授やめて、北海道で「へき地のお医者さん」はじめました

はじめに

朝5時半。

カーテンから差し込む光と鳥の声で目が覚める。

ベッドから起き上がってキッチンまで行き、コーヒーメーカーをセットしてから洗顔をしたりストレッチをしたり。コーヒーができあがったら、昨日いただいてきてだし汁に漬け冷蔵庫に入れておいたミニトマトやナスをつまみ、コーヒーを飲みながらメールチェック。短い原稿を書く日もある。

7時近くなったら出勤の準備だ。

とはいっても、洗濯しておいた白のパンツと七分袖のTシャツを着るだけだから、着替えはものの5分で終わる。外に出るときに羽織るものだけが、春から秋まではカーディガンに、冬ならダウンジャケットにかわる。

バッグにパソコンなどを詰めて7時15分頃、宿舎を出る。家の前は小学校のグラウンドくらいの広い空き地になっており、ほとんど手つかずのまま放置されている。ただ、よく見るとそこにもいろいろな植物が生え、季節ごとの花が咲く。秋から冬にかけては霜柱が立ち、雪が降れば白一色になる。

毎朝5分ほど、その荒れ野のような広大な空き地を眺めるのが、いちにちでいちばん好きな時間だ。

それから大きく深呼吸をして、家の前に停めてあるクルマのエンジンをかけ、出発。3分ほどのドライブであっという間に到着したところが、いまの私の職場だ。住民も職員もそこを「穂別《ほべつ》診療所」と呼んでいる。

駐車場にクルマを停めて診療所に入ると、病棟の回診、インターネットで全国の地域医療最前線の医療機関を結んでの朝の勉強会、外来診療、救急車の対応、住民へのワクチン接種など、あわただしい日常業務が始まる。

夜には夜で、2日に一度は当直がある。夜勤がない日でも、ごくたまに救急搬送などで宿舎から呼び戻されることもある。

私が働く穂別診療所は、北海道勇払《ゆうふつ》郡むかわ町《ちょう》というところにある。「勇払郡」は「北海道の真ん中の南あたり」にある地理的区分で、太平洋沿岸から内陸の山地に向かって北東に伸びる細長いエリアだ。

さらにその中に含まれる「むかわ町」も、日高山系に囲まれた山地から太平洋沿岸までの細長い形をしている。面積としては、琵琶湖より少し大きいくらいだ。

この「むかわ町」は、2006年3月に穂別町と鵡川《むかわ》町というふたつの町が合併してできた町だ。そして私はいま、その旧・穂別町では唯一の医療機関である町立診療所で、常勤医として働いている。

職場の正式名称は、むかわ町国民健康保険穂別診療所。

私が着任したのは、2022年4月のことである。ここから先、私のいる場所は「穂別」と、働いている医療機関は「穂別診療所」と呼ぶことにしよう。

さて、「むかわ町」とか「穂別」と言っても、ほとんどの人にとっては「はじめて聞いた」「それはいったい北海道のどのあたりなの。説明を聞いてもいまひとつピンとこない」というところだろう。

実は、私もそうだった。場所どころか、「むかわ町」や「穂別」の存在を正式に知ったのは2019年頃、正確な場所を知ったのは穂別診療所への赴任を決めたあと、2021年夏になってからだ。つまり、私は「ちょっと前まで名前も知らなかった場所」で働いているのだ。

「北海道出身だったはずだよね」と思う人もいるかもしれないが、私が生まれ育ったのは札幌市と小樽市である。北海道は広く、札幌や小樽と「むかわ町穂別」はそれぞれ100

〜150キロくらい離れている。それに私の両親はアウトドア派ではなく、子ども時代も「休日は家族で北海道内のあちこちにドライブ」という生活は送らなかった。さらに、私自身は高校から北海道を離れたので、よけいに道内の地理には不案内なまま、おとなになってしまった。

では、なぜ私はいま、そんな「これまで知らなかった町」にいるのだろう。

穂別診療所は、厚生労働省や北海道から「へき地診療所」と認定されている。行政が定義する「へき地」とは、「無医地区」などの「へき地保健医療対策を実施することが必要とされている地域」であり、そこに開設される「へき地診療所」とは、「へき地診療所を設置しようとする場所を中心としておおむね半径4㎞の区域内に他に医療機関がなく、その区域内の人口が原則として人口1、000人以上であり、かつ、診療所の設置予定地から最寄りの医療機関まで通常の交通機関を利用して（通常の交通機関を利用できない場合は徒歩で）30分以上要する」地区に設置される医療機関という定義になっている（厚生労働省「へき地の医療について」参照）。全国には1117のへき地診療所があるという（2022年4月時点）。

私は長年、主に東京で、大学教員をやりながら精神科医として臨床を続けてきた。それが大学の定年を迎えたわけでもないのに、2022年4月からいきなり「へき地診療所」と認定されている小さな医療機関で働き始めたのである。周囲の人たちは「なぜ?」と驚いたが、それも当然かもしれない。

私が北海道札幌市生まれ、小樽市育ちであることを知っている人たちからは、よく「あ、郷里の北海道に帰られたんですか」と言われるが、ここは私にとって未知の町だ。実際に、穂別から両親が遺した小樽の実家に行くのは、東京から飛行機とJRを使って出かけるのと時間的にはほとんど変わらない。交通の便が悪い分、むしろ行きにくくなってしまった。

さらに、郷里に帰るのが主な目的なら、これまで長年やってきた精神科医として、あるいは大学教員として働けるところを探しただろうが、私はそうはしなかった。いまの穂別診療所では、内科、小児科、簡単な耳鼻科や眼科、皮膚科などすべての医療や健康の問題を担う〝なんでも屋〟をやっているのである。あえて医療の世界での呼び名を使えば、「プライマリ・ケア」とか「総合診療科」という分野になる。

もっとわかりやすく言えば、私は精神科医をほとんど辞めてしまったのである。なぜ「ほとんど」というあいまいな表現を使っているかというと、週末は東京に戻り、隔週で精神科外来の診療を続けているからである。詳細はまた後で説明しよう。

私が人生を大転換した理由。その説明は簡単とも言えるし、簡単でないとも言える。

まず、簡単な説明からしてみよう。私はある日、「そうだ、どこかへき地で医者をやってみよう」と思い立ち、ちょっと準備をして、ネットであれこれ探して、「よし、ここにしよう」と穂別診療所に決めたのだ。これはウソではない。「東京にいられなくなった個人的な理由があったのでは」などと心配してくれた知人もいるが、それは正しくない。

ただ、いくら「そうだ、やってみよう」と思っても、さすがに「今日思って明日から実行」というわけにはいかない。なんといっても私は医者になってから精神科での臨床経験しかなく、〝なんでも屋〟としてやっていくにはあまりに知識不足、技術不足だ。それに東京での生活も長くなっていたので、職場やその他の機関で引き受けていたいくつかの役職を辞めるのにも説明や交渉が必要だった。

そして、いちばんのネックは年齢だ。1960年生まれの私は、「やってみよう」と思ったときにすでに50代後半になっており、常識的に考えて、まったく新しい分野、場所での再スタートを切るにはいささか年を取りすぎていた。準備期間中も何度か壁にぶちあたり、「やっぱり無理かも」と思ったのも事実だ。それをなんとか乗り越えて実際にへき地医療の現場に身を置いたときには、61歳になっていた。自分でも、なんと無謀なことかと思う。

しかし、不思議なことに、一方では自分の選択に対して、「私はするべきことをしただけ」と深く納得もしているのだ。毎朝、東京とはまったく異なる穂別の風景の中を出勤しながら、心の底からなつかしいようなうれしいような気持ちがこみ上げてくるのを感じる。

診療所では、高齢の患者さんたち、子どものワクチン接種に同伴した若い農家の夫婦、健康診断を受けに来た外国からの技能実習生らと診察室で笑い合ったり、やさしさにあふれた看護師さんや保健師さんたちと仕事のことからプロ野球の北海道日本ハムファイターズの話題までをおしゃべりしたり、毎月、都市部からやって来る研修医とともにベテランの総合診療医である診療所所長から診断や治療についてのアドバイスを受けたりしていると、あっという間に時間がたつ。

インドア派の両親の性質を受け継いだ私は、決して「自然が大好き」というタイプではない。映画や演劇、コンサートの鑑賞が趣味なので、思い立ったらすぐに劇場などに出かけられる東京の生活に満足していた。また、どちらかといえば「仕事は仕事」と割り切る方なので、職場の人たちと業務以外の雑談をするのも苦手だった。

それなのに、いまは看護師さんが持ってきてくれる家庭菜園で作った野菜の漬け物をかじりながら、「これ、おいしい！　私も漬けてみたい。どうやるの？」「先生には無理、無理。また持ってきてあげるから」「ひどいなー、でもまたちょうだい」などと言い合ってケラケラ笑ったりしているのだ。しかも、いつも心の底に流れているのは、「私はこうなるべくしてなった」という不思議な感覚だ。

この不思議な感覚の正体は、いったい何なのだろう。なぜ私は、50代も後半戦に入ってから「へき地で医者をやってみたい」と思うようになり、何年もかけて準備をしたのだろう。そして、なぜそれを実行に移す場として、この穂別を選んだのだろう。

自分でももう一度、振り返って考えてみたい。よかったら、その振り返りの道のりに同伴してください。ちょっと長い話になるかもしれません。

目次

装画　小林マキ
装丁　アルビレオ

第０章

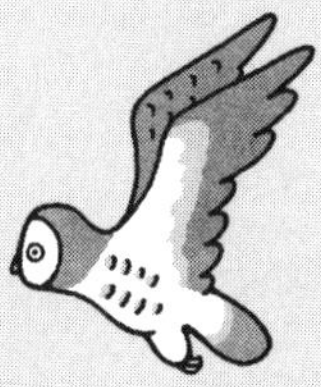

「ふたつの死」に
背中を押されて

ひとつめの死　母親との別れ

「へき地医療っていいかもしれない」と私が思うようになったのは2010年代の半ば頃からなのだが、「もうやるしかない！」と私の背中を押してくれたのは、2019年に経験した「ふたつの死」だった。『死』に背中を押される」というのもおかしな表現だが、そうとしか言いようがない。まずはその話から始めてみよう。

ひとつは個人的には大きなできごとだが、世間的にはとても「よくある死」だ。2019年7月末、母親が87歳でこの世を去ったのだ。

その9年前、2010年には父が82歳で他界している。

ちなみに2020年の日本人の平均寿命は、男性が約81・5歳、女性が約87・6歳だから、これぞまさに「よくある死」と言える。子どもである私の側から見ると、1960年生まれの私は父を50歳のときに、母を59歳のときに亡くしたわけだ。これまた〝早からず遅からず〟と言うべき年齢だろう。

ただ、母親の死にまつわるできごとは、ほんの少しだけ平凡ではなかった。おもしろがって吹聴するような話でもないのだが、誰かの役には立つかもしれないので、ちょっと書き留めておこう。

母は自分が若い頃の「明るくおしゃれで元気なママ」というイメージにやや固執しており、82歳で初期の肺がんが見つかって手術を受け、からだにいろいろな不具合が生じて体力が低下したあとは、ずっと「こんな自分や生活は本当にイヤなの」と繰り返していた。私が「トシを取ったんだから、そんなこと言ってもしょうがないじゃない。もうひとり暮らしは無理よ」と同居を持ちかけても、絶対に「うん」と言わない。

頭はやけにはっきりしていたので、屁理屈だけはいろいろ言った。私が住んでいた東京に来て、と頼めば「東京に行ったって、あなたは朝から夜中まで仕事でいないじゃないの。小樽の家で倒れても東京で倒れても同じよ」と言い、「じゃ、私が小樽か札幌で医者の仕事を探して移ってくる」と伝えれば「自分のために子どもが生活を変えるだなんてことになったら、死んだ方がいい」と言う。とりつくしまもない、とはこのことだ。

最晩年の2年ほどは、せめてこれだけはと頼み込んで要介護認定を受けてもらい、要支援1となってヘルパーさんに食材の買い物とゴミ出しを頼む、というサービスだけは利用していた。私は月に一度か二度は母のもとを訪れるようにしていたが、からだが弱ってくればくるほど、母は「来てもらっても、ごはんも作ってあげられないから困るわ」と断ろうとするようになった。私は「それって逆じゃない。ごはんも作れないからこそ、買い出しやなんかのために行くのよ」と説明するのだが、母は「どうしてわかってくれないの。娘が来ても何もできない自分が情けなくてイヤなのよ」と涙声になる。何度か「でも行くよ」「やめて」といったやり取りを繰り返したあと、ようやく母が「本当に何もしてあげられないのよ。だから顔を見たら、悪いけどすぐ帰ってね」と譲歩する、というのがお決まりのパターンとなった。

そうやって〝押しかけ〟た私に、母はときどきこう言った。

「私はこうしてパパ（夫、つまり私の父親のことをそう呼んでいた）と長く暮らした家にいるのが、いちばん落ち着くの。〝ひとりじゃ怖いでしょう、心細いでしょう〟と電話してくる友だちもいるけど、そんなこと全然ない。だから、あなたが訪ねてきて、私が玄関で倒れて亡くなってても、絶対にビックリしちゃダメよ。私はそれが望みなんだから」

面と向かってそう言われると、私もさすがに「なんてこと言うの。やめてよ」とさえぎり、「やっぱり東京に行こう。それがイヤなら札幌の弟のところか。今日か明日に行こう」と強い口調になってしまうのだが、母は逆にやけにさっぱりした表情となってこう続けるのだった。

「あなたも私の性格、わかるでしょう。これまでがんばって生きてきたのに、最後の最後で、やっぱり子どもたちに負担かけることになった、なんて思いたくないの。それにね、玄関で私が倒れてたら驚くかもしれないけど、ビックリするのと悲しいのとは別なのよ。ビックリしたら涙も出るかもしれないけど、それを悲しみとカン違いしちゃダメ。そのあとは〝ああ、言った通りになってよかったな〟と思えばだいじょうぶ。いつまでも悲しまないでね」

そう言っていた母は、「有言実行」とばかりに本当に自分の言葉通りのスタイルで亡くなったのだ。

２０１９年7月のある日、毎晩かける電話の最後に、母は「私なんだかおかしい。もうダメかも」と言った。さすがの母も「これはマズい」と思ったのだろう。

その夜はもう羽田から新千歳空港への最終便が出たあとだったので、弟に電話し、翌朝の始発便で北海道に向かった。弟と合流した私が実家を訪ねて呼び鈴を押すと、母はおぼつかない足取りで玄関まで出てこようとし、そこでパタンと倒れた。私たちは１１９番に電話した。ドアを開けるのに手間どり、ようやく開いたとき、母はすでに心肺停止状態。駆けつけた救急車で自宅からそれほど遠くない小樽市立病院に搬送された母の心臓の拍動は一度は再開したが、ＩＣＵに入室してひと晩をすごしたあと、翌朝に〝本格的に〟亡くなったのだ。

母は介護保険サービスで世話になっていたケアマネージャーにもいつも私にするような話をしていたようで、病院に搬送された直後、「母が倒れました」という電話をすると、病院に駆けつけてくれた彼女は、「救急車、呼ばない方がお母さまの理想通りだったかもしれませんね。そのままだったらお家で亡くなれたのに」と心から母親への敬意を込めて言った。私も「その通りだな」と思った。

さて、前置きが長くなったが、ここからが「少し平凡ではない話」の本番となる。

ただ、その前にちょっとした補足をしなければならない。なぜかと言うと、ここまでで、話を短くするために端折《はしょ》った部分があるからだ。そこをつけ加えないとその「平凡ではない話」にもつながらない。そのため、少しだけ話を巻き戻し、１１９番通報のあたりからもう一度、繰り返すことをお許し願いたい。

実は、私と弟は、１１９番で倒れた母親を病院に運んでもらうための救急車を要請したのではなく、玄関の外の「玄関フード」を開けてもらうための消防車を要請したのだ。玄関フードというのは、北海道など寒冷地の住宅に特有の、玄関のドアの外に雪よけのために設置する囲いのような部分だ。玄関が二重構造になっているのである。

少し前に、私と弟が実家を訪れ、呼び鈴を鳴らすと母は屋内から玄関に出てこようとしてそこで倒れた、と書いた。玄関フードは透明な強化プラスチック製、その奥の玄関のドアは一部が曇りガラスになっており、その向こうで母が倒れたのが見えた。私と弟は「あっ」と声を上げ、あわてて玄関フードに駆け寄って開けようとした。

ところが、玄関フードには鍵がかかっていて開けられない。私はもちろん実家の玄関のスペアキーを持っていたのだが、玄関フードの鍵は持っていなかったのだ。

玄関フードはそれほど頑丈な造りではなかったので、あとで考えたら私と弟でプラスチックを蹴破るか、近所からスコップでも借りて割って入ればよかったのだが、そのときはさすがに気が動転していたようで、１１９番に電話をしてしまった。

「母が玄関で倒れたのですが、玄関フードが開けられなくて中に入れないんです」と言うと、３分後には消防車とともに救急車も到着した。まず消防隊が手際よく玄関フードのプラスチックを四角く切り取り、そこから中に手を入れ鍵を開ける。玄関ドアは私が持っている鍵ですぐに開いた。私たちより先に救急隊員が中に入り、うつぶせに倒れている母のバイタルサインをチェックして、早々に担架に乗せて外に出てくる。

「ＣＰＡ（心肺機能停止）ですか？」ときいて「そうです」という答えが返ってきた時点で、

私は、「じゃ搬送しないでもらえますか」と交渉してみた。母は「倒れても運ばないで」とよく言っていたからだ。

するとと救急隊員は少し驚いたような顔をして、「あのー、私たち、要請されたからには、蘇生処置しながら搬送しないわけにはいかないんですよ」と答えた。よく考えれば当然のことなので、私は「わかりました。おまかせします」と言い、母は市立病院の救急外来に搬送されたというわけだ。

母親が蘇生処置を受けているあいだ、救急外来の待合室で弟と「玄関フードがすぐ開いたら助かったかな」「いや、同じか。こうやって病院に運ばれるのは望んでなかっただろうな」などと話していたときのことであった。スーツ姿の見知らぬ男性ふたりが近づいてきた。ひとりは50代くらいのがっしりした中肉中背、もうひとりは30代に見える細身だった。がっしり系がテレビドラマのように背広から警察手帳を取り出して見せ、こう言った。

「お取り込みのところすみません。小樽署の者ですが、ちょっとお話聞かせていただけませんか」

救急隊の「独居高齢女性が自宅で倒れたと家族から出動要請あり。駆けつけると心肺機能停止状態。市立病院に搬送」という記録を見たのだろう。早速、事件性の有無を確認するため、刑事がやって来たのだ。

私は軽く気色ばんでこう言った。

「不審死ってことですか。でもまだ死んだとは限らないです。いま救急外来で処置してるんで、蘇生されるかもしれないです」

がっしり系が、あわてて言った。

「あ、いや、これは失礼しました。また出直します。でもまず、おふたりのお名前だけでも教えていただけますか」

私は、母の回復を祈るけなげな娘の顔を見せることにして、「はい、名前程度なら。でもいま、母が助かるかどうか、それだけで頭がいっぱいで……」とうつむきながら自分や弟の名前を口にした。すると刑事は、「それはどうも」などと言いながらそれをメモして、そそくさと立ち去った。

刑事二人組がまた姿を現したのは、翌朝、母の血圧が次第に低下し（昇圧剤などは使用しないでとICUの医師には伝えてあった）、心電図の波形がフラットとなって、担当医から「お亡くなりになりました」と告げられた直後だった。

いったいどのように連絡が行くのか、それとも病院内で待機していたのかもわからないが、ＩＣＵの待合室に現れた彼らは、あいさつも何もなく、「お母さんですが、これから札幌から先生が来て検死を行います。それまでのあいだお話を聞かせてください」と言った。私が「え、検死？　先生は札幌から？　１時間以上かかりますよね？　そうなったら亡《な》き骸《がら》を引き取れるのは何時頃になりますか？」と矢継ぎ早にきくと、「実は場合によっては検死の後、司法解剖になる可能性もありまして、そうなるとお引きわたしは明日以降に……」などと言うではないか。

その時点で「ママが亡くなっちゃった」とこぼれかけていた涙は引っ込み、私は昨日の〝けなげな娘〟という設定も忘れ、「いや、ちょっとねえ。からだが弱っていた老人が子どもの目の前で倒れて死んだ、というだけで司法解剖ですか？　え？」と食い下がった。しかし、相手はその道のプロである。「申し訳ありませんね」などと言いながらも、まったく動じる気配はなく「そういう決まりなんで」と言うばかりであった。

それから、私と弟への長時間の〝取り調べ〟が始まったのである。

氏名、住所、家族、現在の職業などに加え、母親の最近の様子や「どうして衰弱しているとわかっていたのにひとり暮らしをさせていたのか」といったやや突っ込んだ質問が繰り返される。「本人が望んでいたから」と答えれば「うーん、でも子どもさんとしては心配じゃなかったんですか」と言われ、「だから毎日朝と晩、電話してましたよ」と言うと、

「携帯電話の発信記録を見せてもらえますか」と要求される。とにかく何かを不審に思っているらしい、ということはビンビンと伝わってきた。

ただ、一方で「たしかに疑いたくなるのもわかる」という気もした。ついにこうして亡くなるほど衰弱していた母なのに、どこの医療機関にもかかっておらず、はっきりした死因が不明だったのだ。父が亡くなったあと、母は健康診断で肺がんが見つかり、その手術後、部分的に切除を加えた右側の肺が無気肺（肺に空気が入らず、つぶれた状態）となってしまって次第に息切れなどがひどくなった。しばらくは私も付き添い、札幌の病院に通院していたのだが、回復が思わしくないので「もうたくさんよ」と通院しようとしなくなった。あわてて訪問診療の手配をしたが、「先生に来ていただいても何もやっていただくことないですし」と一度で断ってしまう始末。

介護保険で指定されたケアマネージャーはとてもやさしい人で、母親も彼女の訪問だけは拒まずにむしろ楽しみにしていたようだ。彼女に電話などで「母がなんとか通院するか訪問診療を受けるかするように、説得してもらえませんか」と頼むと、最初は「わかりました」と言ってくれていたのだが、いつからか「娘さん、お母さんは実にしっかりと自分の考えをお持ちです。ここはお気持ちを尊重しましょう。何かあったら私に必ず電話する、と約束してくれましたから」とすっかり〝母親派〟になってしまった。母親は、からだが弱っていても得意の話術は健在で、ケアマネさんを味方につけてしまったのだろう。

そんなわけで、刑事たちが「心筋梗塞でも脳出血でもない。感染症にもかかっていなかった。それなのにだんだん衰弱して、医者にもかからずに絶命。独居ではあるが子どもたちもいた。これはおかしい」と思ったのも、無理はないと言えばそうかもしれない。弟は私に言った。

「オレたちさ、母親を衰弱するまで放置する〝老人虐待〟を行ってたと疑われてるんだよ」

ただ、私の携帯電話に母との通話履歴が毎日、2回以上残っているという〝物証〟を示すと、虐待の可能性はずいぶん小さくなったと考えたのか、検死が終わった段階で、がっしり系は「司法解剖はしません」と言って、私たちと母の遺体はようやく解放された。


ところが驚くべきことに、刑事からの追及はそれで終わりではなかった。

通夜や告別式の準備をしているときにも、何度も携帯電話に電話がかかってきて、「自宅の中を見せてほしい」「預金通帳を確認させてください」などと言ってくる。自宅の中は「外から侵入の形跡はないかの確認」のために見たいと言うので来てもらったが、慎重な母は、家中の窓や出入り口をやりすぎというくらい厳重に施錠していた。ただ、「これで外部からの侵入者による事件ではないとわかりましたよね」と言っても、二人組は「はあ」などとなかなか煮え切らない。いったいまだ何を疑っているのか、とこちらが不審に思うほどであった。

するとその日の夕方、ケアマネさんからこんな情報が寄せられた。

「こちらにも刑事さんが来ましたよ。あの家の親子関係はどうだったか、何かトラブルがあると本人が話してなかったか、娘か息子がギャンブルにハマってたという話はなかったか、なんて失礼な質問ばっかりで、私、怒っちゃいました」

それを話すと、弟は言った。

「なるほど。外部からの侵入による殺人や実子の老人虐待の疑いは晴れたけど、今度はオレたちが遺産目当てで早死にに追い込んだ事件になったというわけだな」

その後、生前の母親が望んでいた通り、葬儀屋さんに家の客間にコンパクトな祭壇を作ってもらい、自宅に僧侶を呼んで小ぢんまりした通夜と告別式を滞りなく行ったのだが、それらが終わり私が小樽を離れる直前まで〝聴取〟は続いた。

遺体を茶毘《だび》に付して私たちが家に戻った直後には、二人組刑事だけではなくて5人ほどの署員が家にやって来た。そして、あちこち勝手に写真を撮ったり「お母さんはどこでどのように倒れてたのですか」ときいたりする。私が「玄関のここですけど」と指で示すと、「ちょっと署員をモデルに写真撮ります」と言うので、私は「じゃ、私がやりますから」と言い、玄関に倒れた母の様子を〝実演〟までした。なんだか意地になっていたのだ。目をひんむいたり苦しそうな声を出したりしてやろうかとも考えたが、そんなことをすればさらに疑われると思ったので、おとなしく目を閉じて横たわった。

「母は最期に、どんな気持ちでここにこうしてたのかな」と考えると一瞬、胸がふさがったが、それよりも〝死体〟を演じる自分がカメラでカシャカシャ撮られるという状況があまりにシュールに思われ、それ以上、感傷的になる余裕もなかった。

写真撮影が終わると、がっしり系が「一応これで終わりですので」と言った。「終わりって、結局どうだったってことですか」ときくと、「いやまあ病死ってことで」などと相変わらずはっきりしない。「一応ってことは、これから東京にも電話が来たりするんですか」と確認してみると、「それはもうありません」とそこだけはキッパリと言った。

あとになってから「母が倒れてから亡くなり、葬儀が終わるまで、お見舞いやお悔やみのひとこともなかったですよね。こっちは母親を亡くしたんですよ。次に誰かのところに行くときは、〝ご愁傷様でした〟くらい言った方がいいですよ」とでも言ってやればよかったと思ったが、そのときは早く帰ってほしいあまり、それも忘れていた。

ご一行様が引き上げたあと、弟は言った。

「よし、終わったな。じゃホテルのカフェに行って、ケーキでも食べようよ。刑事が気づいて、〝親が死んだら急に羽振りがよくなった。親が死んだばかりなのにあんなに楽しそうなのはやっぱりおかしい〟と混乱するかもしれないよ」

私は「そりゃいいね」とその案に乗り、私たちは母ともときどき行っていた市内のホテルまでタクシーで出かけた。そして、そこのラウンジでケーキや飲み物を頼み、弟が次々と口にするくだらない話に爆笑しながら、それらを堪能したのであった。「あのきょうだい、親が亡くなったばかりなのに楽しそうでアヤしい」という通報は警察には行かなかったようで、刑事が現れることはなかった。

そんなこんなで、母が亡くなってから数日は、泣いたりなげいたりする心の余裕さえなく、刑事の〝取り調べ〟にどう対抗するか、をテーマとする日々が続いた。もちろん、葬儀で僧侶が読経するときなどは涙も出るのだが、そのたびに生前の母親の言葉がよみがえる。

「玄関で私が倒れてたら驚くかもしれないけど、ビックリするのと悲しいのとは別なのよ。ビックリしたら涙も出るかもしれないけど、それを悲しみとカン違いしちゃダメ。いつまでも悲しまないでね」

それと同時に、やはり亡くなる2年ほど前からよく口にするようになった別の言葉も思い出された。それはこんな感じであった。

「あなたももうすぐ60代ね。女にとって、60代は人生でいちばんいい時期だと思う。子どもがいる人は子育ても終わり、仕事もひと区切りつくでしょ。60代ならまだ、からだも頭も動くしおしゃれだって楽しめるし。

私も60代のときは、お友だちやあなたとあちこち旅行に出かけたり、習いごとをしたりして、本当に楽しかった。あなたは今、私の心配や仕事でたいへんだけど、きっと私のことはもうすぐ終わるから、そうしたらあなたは思いきり60代を楽しまなきゃ。忙しく働くのはほどほどにして、好きなことしなさいよ」


実際にそう言われたときは、「なに言ってるの。私が70歳、80歳になるまでずっと生きるくせに」と真に受けないふりをしてしまったのだが、これに関しても「有言実行」、母は本当に私が60代に入る直前、59歳のときに亡くなったのだった。

「60代で自分の人生を楽しまなきゃダメ」

この言葉は母が亡くなった瞬間から、頭の中で何度も鳴り響いた。弟に話したら即、

「ま、そうだろな。そういうこと言う人だよな。オレもそう思うよ。楽しめよ」とうなずいたので、その反応の速さに驚いたほどだった。

――自分の人生を楽しむ。でも、どうやって?

また新しい課題が与えられた気がした。

ふたつめの死　中村哲先生が亡くなった

次の「死」は、「母の死」とはまったく違う意味合いを持っていた。

「人生の楽しみ方」をあれこれ考えていた私だが、同じ年の12月、楽しみの対極ともいえる衝撃的な死を再び経験することになった。今度のそれは、個人的なレベルにはとどまらない。社会にも大きな衝撃を与える死であった。アフガニスタンで人道支援に取り組んでいた医師の中村哲《てつ》さんが、突然、亡くなったのである。

中村さんは2019年12月4日、アフガニスタン東部・ジャララバードの宿舎から、現地のスタッフや運転手らとクナール川沿いにある灌漑《かんがい》工事の作業現場に向かう途中、何者かにより銃撃を受けた。同日の午後、福岡市で開かれた中村さんが現地代表を務めるNG

○「ペシャワール会」の記者会見では、「中村さんは右胸に1発銃弾を受けたが意識はあり、『命に別条はない』と連絡を受けている」と発表された。

ところが、さらに高度な医療が必要と判断され、アメリカ軍のバグラム空軍基地へ搬送される途中で中村さんはこと切れた。また、中村さんと行動をともにしていた5名のアフガニスタン人も、この銃撃により死亡した。

中村哲さんは、九州大学医学部卒業後、精神科医として医者生活をスタートさせた。その後、パキスタンでハンセン病医療に取り組み、さらにアフガニスタンでの医療活動や灌漑事業に専心してきたことは多くの人が知っている。私は中村さんとは一面識もなかったが、その足跡については著作や講演、ラジオ出演などを通して知っており、ずっと心から尊敬してきた。

話がややそれるが、私にはもうひとり尊敬する医師がいる。それは水俣病の研究と患者救済に一生を捧げ、2012年に亡くなった原田正純《まさずみ》さんだ。実は、原田さんも九州の熊本大学医学部を卒業して精神科医となっている。

「精神科出身で、水俣病やハンセン病の治療に?」と驚くかもしれないが、原田さんは1934年生まれ、中村さんは1946年生まれで、彼らが若い頃にはまだ脳神経内科がひとつの診療科として独立しておらず、精神科がその領域もカバーしていたのだ。だから原田さんが水俣病の神経症状、中村さんがハンセン病の神経症状の診察や治療にかかわったのは決して不思議なことではない。ちなみに1960年生まれの私が精神科医になった頃にはすでに神経内科ができていたのだが、私が研修医として勤務した北海道大学医学部附属病院（現・北海道大学病院）精神科神経科には、精神疾患ではなくていろいろな神経難病の研究や治療をする医者も大勢いた。

12月4日は、「中村さん銃撃される」という第一報が流れ、そのあとペシャワール会が「命に別条はない」と会見で発表したあと、一転して訃報が伝えられる、というあわただしさだった。繰り返すが、私は中村さんの親族でもなければ友人でもなく、活動の支援者ですらない。一面識もない〝他人〟である。それにもかかわらず、銃撃とその結果の落命に自分でも理解できないほどの大きな衝撃を受け、からだの震えが止まらなくなった。

それから、私の頭の中にひとつの考えが浮かんで離れなくなった。

――どうして中村さんのような立派な医師が命を落とし、私のような医者としても教員としても不十分な人間がこうやって生き永らえているのだろう？　何かが間違っているのではないか？

文字にするとまるで安っぽい青春文学に出てきそうなセリフであるが、そのときは心の底からそう思った。かといって、「私こそ生きてる価値がない人間なんだ」と自ら命を絶とう、などと考えたわけではない。ただ、「私も中村さんが引き受け続けてきたような苦労をすべきだ」と強く思った。東京で大学教員と精神科非常勤医をしていることにたまらない罪悪感を覚えたのである。決して「ラクをしていた」というわけではないが、それでもあれこれ言い訳をしながら、結局は安全で便利な東京で生活し続けている自分が許せなくなったのだ。

2019年に経験したこの「ふたつの死」により、私はついに「よし、これは本当に動き出すしかない」と決意したのである。

第1章

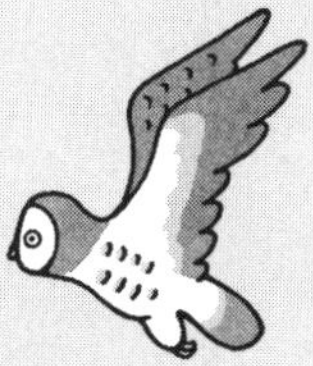

へき地医療への道、開幕

地域医療の最前線で働く同級生たち

ここで2019年に「ふたつの死」を経験した私がそれからどう動き出したか、という話をする前に、時間を少しだけ巻き戻そう。そもそも、「なぜへき地医療だったのか」という話をしておきたいのだ。

あれは2016年のことだったろうか。偶然、ふたりの大学の同級生に出会ったことがきっかけで、私は自分の人生を考え直すことになった。

当時の私は、立教大学の専任教員をしながら東京都内の民間診療所の精神科非常勤医として週に2回の外来診療を行っていた。その他に、「働く人の現場が知りたい」という思いから、ある企業と区役所の産業医もしていた。週末や大学の授業のない夏休み期間などは、原稿を書いたり頼まれれば講演を行ったりもしていたのでそれなりに忙しかったと思う。30代以降はずっとそういった日々を送ってきたので、それがあたりまえになっていた。

もちろん、「本当にこのままでよいのか」と振り返ることもなかった。

ただ、私は変わらなかったが、世の中はどんどん変わっていった。

2000年代に入り、自分と違う属性（民族や性的指向など、生まれもった特徴、性質）を毛嫌いして生活圏から追い出そうとする排外主義的なムードが漂ってきて、書店に行くといわゆる「嫌韓本」「反中本」と呼ばれるような書籍が平積みにされているのを見かけるようになった。いずれも根底に悪意が感じられる歴史修正主義的あるいは差別主義的な内容で、立教大学の大学院に留学している韓国人、中国人学生の中には、「怖いです」「もう帰った方がいいのかな」などと話す人も出てきて胸が痛んだ。

さらに2014年には、当時の札幌市議会議員が「アイヌ民族なんて、いまはもういないんですよね。せいぜいアイヌ系日本人が良いところです」とネットに驚くべき書き込みをした。市議の投稿には批判も集まったが、ネットでは「その通りだ」と賛同したり、「それでもアイヌと言い張る人は利権狙いだ」と言ったりする人、あげくの果てには「朝鮮人がアイヌになりすましている」と荒唐無稽なデマを書き込む人まで出てきた。地方議員や評論家などにも市議と同様の発言をする人がおり、ひとつの民族が「いないこと、いなかったこと」にされるのを目の当たりにして心底、恐ろしさを感じた。

1960年生まれ、戦後民主主義の真っ只中で成長し、10歳のときには大阪万博のテーマソング「世界の国からこんにちは」を歌っていた私には、出身国や民族で差別をしたり、その権利どころか存在までを否定したりするというのは、とても考えられないことだった。

また精神科医になってから、精神科医も手を貸して精神障害者をガス室で殺害したとされるナチスの「T－4作戦」についていくつか文献を読み、差別感情は容易に虐殺にまで発展することも知っていた。

だから、私にとって「差別はやめよう」と原稿に書いたり講演をしたり、差別煽動のデモ（いわゆるヘイトスピーチデモ）への抗議に出かけたりするのはごくあたりまえのことに思えたのだが、そうするととんでもない数のクレームが勤務先の大学に押し寄せるようになった。

差別に反対するとクレームが来るというのは、どう考えてもおかしな話だ。ただ、私の発言や写真のごく一部を切り取ったり加工したりして、「こんな反社会的な教員を許してよいのか」などと言ってくる電話やメールがあまりの数だったらしく、当時の学部長に呼び出されたこともあった。学部長はメールの紙束を示して「ききたいのは、これは先生ご自身の言動かということだけです」と言い、私は「そうですが、これはごく断片や加工です。事情を説明します」と答えたが、「それはけっこうです」と返された。

そのあと学部長は「先生の言論を制限しようという意図はまったくありませんので」とつけ加えたが、私は正直に言ってかなりがっかりした。「差別はあってはなりません。この機会に大学でも反差別のキャンペーンをしましょう」とまではならなくとも、「本当に問題なのは差別する側ですよね」といった言葉を期待したからだ。私は「職員のみなさんにご迷惑かけてすみません」とだけ言って、学部長室を出た。「差別に反対してなにが悪いのですか」などとは口にできず、「もういっさい差別に反対するような活動はいたしません」と言わずにいるのが精いっぱいだった。なんとも情けないが、これが自分の限界なのだとも思った。

２００８年から勤務していた立教大学新座《にいざ》キャンパスは大好きな場所であったが、そんなこともあり、もしかするとここは自分がいつまでもいるべきところではないのかも、という考えが頭をよぎるようになった。出身校である東京医科大学の同級生ふたりに出会ったのは、ちょうどその頃だった。

そのうちのひとりと遭遇したのは、北海道の女満別《めまんべつ》空港だ。近隣の町で講演を終えて東京に戻ろうと空港にいた私は、「あれ？ 中塚さん？」と突然、本名で呼びかけられた。振り向いて声の主をひと目見て、それが誰だかすぐにわかった。大学時代の同級生の男性で、いつも学年で一、二を争う成績をキープし、卒業後は臨床ではなくて公衆衛生の基礎研究に進んだＨ君だ。東京の研究機関に所属し、その方面でも相当な業績をあげているという噂を耳にしたことがある。東京から遠く離れた女満別空港に突然、現れたＨ君は、顔もスマートな体型もにこやかな笑顔も学生時代とほとんど変わっておらず、タイムマシンから出てきた、という風情だった。私は、「ここはどこ？　いまはいつ？」と頭が混乱しそうになった。

再会のあいさつもそこそこに、「えっと、H君はたしか東京の研究所にいるんだよね？」ときくと、彼は笑顔でこう答えた。

「いや、何年か前から、こっちの重度心身障害の子どもの療育病院とかオホーツク地方の診療所なんかで働いてるんだよ」

私は「え、なにそれ」と仰天した。フライトまでのわずかな時間で矢継ぎ早に質問を投げかけてきき出したところによると、H君はあるとき「へき地での医療に取り組みたい」と一念発起し、東京都内の総合病院で1年間、研修医とともに一から診察や診断の再トレーニングを受けたのだそうだ。そして、その翌年には北海道の北東部オホーツク地方にやって来て、それから医療過疎にあえぐその地域の医療機関で働いているのだという。大学の同窓会にもほとんど出ていなかった私は、彼の転身をまったく知らなかった。

H君は、神奈川県藤沢市で生まれ育った〝湘南ボーイ〟だ。父親は大学医学部の教授、母親は内科医院を開業していたが、父親が亡くなり母親も高齢になったので、母親の医院や自宅は売り払って母親ともども北海道に移住してきたのだという。私はフライトの時刻が近づくのも忘れて、「すごい！　基礎医学からへき地医療にシフトチェンジだなんて！　湘南ボーイのH君がオホーツクに住んでるなんて！　よくできたね！」と学生時代のようにまくしたてたが、H君は落ち着いた口調で「まあ、なんとかなるもんだよ。苦労もあるけどね」と言って笑った。

もうひとりとの出会いの場は、四国の徳島県だ。

あるとき、同級生から「地元の医師会主催の講演会があるんだけどそこで話してくれないかな」というメールが来て、出かけることになったのだ。メールをくれたNさん（Nさんは入学年度が1年上だが留年して同学年になったので、同級生からは「君」ではなくて「さん」で呼ばれ続けていた）とも、大学を卒業してから一度も会ったことはない。麻酔科医になったのは知っていたが、いまは四国にいるのも知らなかった。

徳島空港に自家用車で迎えに来てくれたNさんも、学生時代と大きく印象が変わっていなくて拍子抜けした。もちろんメガネや髪型は変わっているが、笑顔が多くどことなくのんびりした雰囲気を持っているのは昔のままだった。

Nさんは、「徳島っていっても、講演してもらうのは市内じゃなくて山の中なんだよ」と言って車を発進させた。そして、そこから1時間ほど運転し、着いた先はたしかに山と川にはさまれた地区の公民館だった。

講演は無事に終わり、Nさんは言った。

「ちょっと僕の医院のそばまで行ってみる？　それから空港に送るよ」

「もちろん」とうなずくと、それから車はどんどん山道を登って行った。まわりには深い森しかない。心の中で「大江健三郎の描く四国がここにある」と思った。そして、道を30分ほど登り切った先に、N医院とそれに併設された高齢者施設があった。

「ここで働いてるの？　お家もここに？」と言うと、Nさんは「父がやってた医院なんだよ。このあたりにはここしか医療機関がないから、内科も外科も認知症の人もみんな来るんだ。訪問診療もやるし、介護老人保健施設や認知症のグループホームもあるよ」とあたりまえのことのように答えた。「すごい！」と私は目を瞠《みは》った。

空港までの車の中で、私はH君のときと同じように、また矢継ぎ早にNさんにあれこれここに至るまでの経緯を尋ねた。学生時代のNさんはどちらかというと「勉強よりお酒」という感じの人で、グループ実習でも私と同じく、正直に言ってあまりやる気がある方ではなかった。麻酔科医となり、てっきりどこかの病院の手術場で麻酔をかけて、終わったあとは繁華街に飲みに出かける生活をしているのだろう、と思っていたのだ。

「麻酔科医だったのに、いまは地域でなんでも診てるんでしょ？　どうしてそんなことができるの？」ときくと、Nさんは「麻酔科は全身管理を身につける科だからね。卒業して研修医になったら、教授に『5年でとりあえず医者らしい医者にしてやる』と言われたよ」と教えてくれた。だから、父親が脳疾患で倒れたのを機に四国に帰って跡を継ぐことになったときも、なんとかなったのだそうだ。

「それにしてもビックリした。Nさんが地域のためにこんなにがんばってて、さらに地元の医師会の仕事もやってるなんて！」と驚きの声を上げ続ける私に、Nさんは「でもたまに東京に行く用事があるときは、いまでも歌舞伎町で酒飲んでるんだよ」と笑った。

地域医療の最前線でがんばるこのふたりに出会い、私は「そうか。私だって医者なんだから、やろうと思ったら彼らみたいなこともできるんだ」とはじめて気づいた。

一瞬、「でも私ももう50代だし、今からじゃ無理か」と思いかけたが、「いやいや、彼らだって同級生だから私と同世代。それでもがんばってるのだから、私だって」と思い直した。なにより印象的だったのは、ふたりとも昔以上にはつらつとして若々しく見えたことだ。H君もNさんもそれなりに充実した学生時代や東京生活を送っていたとは思うが、いまの方が「やりがい」を感じられているのではないだろうか。

――私も……いつかは地域医療の仕事をやってみたいかも。それもなるべく都市部じゃなくて、医師不足に悩む地域の「へき地診療所」のようなところで働いてみたい……。

排外主義が蔓延し、それに抗議することでこちらが〝愛国者〟を名乗る人たちから攻撃され、大学からももしかすると世の中からも居場所がなくなりつつあることからの逃避だった、というのは完全には否めない。ただ、ふたりとの出会い以来、私の中で「いつか地域医療を、それもへき地医療をやってみたい」という気持ちが芽生え、日ごとに大きくなっていったのはたしかだ。

とはいえ、2016年の時点では、すぐに実行に移せないことは明らかだった。まず、そのための医療スキルがない。いまは、医学部を卒業して医師国家試験に合格して医師免許を手にすると、2年以上の臨床研修を受けることが必須となっている。その間、研修医は指定された病院で内科系、外科系、救急、産婦人科などを1か月から数か月ずつ回って、基本的なことを学びスキルを身につけるのだ。

この制度が必修化されたのは2004年だから、1986年に医者になった私は残念ながら、これを受けていない。私は東京医科大学を卒業したあと、北海道大学医学部附属病院で精神科神経科の研修医になったのだが、入局（医者の世界では大学病院のある専門の部門〈通称「教室」〉に就職することをこう呼ぶ）する前の面接で、「全身管理も勉強したいので1年間、麻酔科で研修してきてよいですか」と言うと、指導医は「鉄は熱いうちに打て、という言葉もあるし、まずは精神科に来なさい。そのあとで興味があれば麻酔科に行ってもいいし」と答えた。

そういうわけで、私はいきなり精神科医となり、それ以外の科での臨床経験はいっさいない。ただ北大精神科教室では研修医に対して「3か月間の脳神経外科プログラム」を課しており、それだけはこなした。とはいえ、「開頭して脳腫瘍を取り出す」などハードな治療がメインの大学病院脳神経外科で精神科の研修医がやれることは少なく、「手術室では足手まといにならないように壁際に立っている」とか「研修レポートにハンコをもらうために、医局でなるべくやさしそうな先生を探す」とかがメインの〝業務〟だった。

その上、私は、精神医学の中でも脳科学的な領域ではなく、フロイトやラカンなどの精神分析学、さらには精神医学と哲学との融合を模索する精神病理学といった文系的な領域に関心を持ち、そういった学会に所属して研究会に出かけたりしていたので、いわゆる〝切った張った〟の医者らしいことからは遠ざかる一方だった。

それでもあるときから、「これではマズい」と思って、意識して「精神科医が身につけるべき身体診察の本」のような教科書を読んだり、救急蘇生の講習会に出かけたりはしていたのだが、自分でも「これじゃ趣味の領域を出ていないな」と思っていた。だからといって本格的に内科や救急科のトレーニングを受け直す意欲もないまま、どんどん時間はたったのだった。

まず、からだを鍛えよう

話はやや横道にそれるかもしれないが、「精神科医のスキル」として私が真剣に学んだもののひとつに、格闘技というか護身術がある。

これは他の科ではあまりないことだと思うが、精神科の診療では、ごくまれにだが患者さんが興奮したり粗暴になったりすることがある。

広い意味では暴力になるのだろうが、このほとんどは、本人の意思や人柄とはなんら関係がない。躁病の症状がひどくなった結果だったり統合失調症の症状である妄想に支配された末の行動だったり、という病気の症状のひとつなのだ。

ただ、診療の場でそういう症状による行動があらわれると、医者はケガなどをするし、患者さんは場合によっては逮捕されるようなことにもなりかねない。その前に医者が適切な治療を施し、自他ともに不幸になるそんな症状が出ないようにするのがいちばんよいのだが、残念ながらそうもいかないことがまれにある。私もこれまでの長い精神科臨床の中で何度か〝危機一髪〟という経験をしたし、先輩や友人の精神科医の中には大きなケガを負ってしまった人もいた。

この場合、一般的な理解では患者さんは加害者でケガをした医者は被害者となるのだが、私自身はどうしてもそう思いきれない。医者を傷つけてしまえば、患者さんもまた傷つくのだ。そこまで病状が重くなり理性のコントロールを超えて行動せざるをえなくなった患者さんにも、また被害者の側面があるのではないか。

双方がこういった悲しき被害者にならないようにするためにも、万が一、攻撃が向かってきたときに余計なケガをしないように、うまく逃げるための身体的トレーニングをする必要があるのではないか。私はずっとそう思ってきた。

そのためか、「地域医療、とくにへき地医療をやってみたいかも」と考えたときも、内科や外科のスキルもさることながら、「頑丈なからだも手に入れなければ」と思った。そして、順番が逆かもしれないが、「まず身体鍛錬から始めよう」とあれこれ探し始めたのである。

とはいえ、運動が苦手な私は、柔道や剣道などの経験も、もちろんそのほかの武術の経験もなく、何をやればよいのか皆目わからなかった。たまに武術の広告が目につくと見てはいたのだが、極真空手は防御より攻撃重視のようだし、キックボクシングやボクシングなどグローブを使うものは臨床現場で役に立ちそうにないし、ブラジルのカポエイラではダンスの要素が強すぎる。

そんな中、イスラエルの「クラヴ・マガ」とロシアの「システマ」という軍隊格闘術の初心者向け教室があるのを知り、2016年頃から通い始めた。ただ、どちらも「女性でもだいじょうぶです」「運動経験、年齢は問いません」とはうたっているものの、実際に行ってみると入門クラスでもいわゆるムキムキの男性が多く、ほとんどついていけない。それでも「クラヴ・マガ」の方は2年間くらい、週1回程度の頻度で通ったと思うが、結局フェイドアウトしてしまった。「へき地医療に従事するためにはやっぱり身体鍛錬より医療スキルを身につけることが大事」とあとから気づき、その勉強で時間がなくなったのも原因だ。

しかし、これには後日談がある。

そのとき一度、身体鍛錬はあきらめたはずの私だが、穂別に来てから、また「やっぱり何かしなくては」という気持ちがわいてきた。「身体鍛錬より医療スキル」と思ったが、実際に始めてみると「やっぱり身体鍛錬も必要」とわかったのだ。

穂別はなんといっても自然や環境が苛酷だ。夜道はとにかく真っ暗だし、冬はすべてが凍《い》てついてしまう。診療所にはそういう中で、転んで骨折したり打撲したりして運ばれてくる人が跡を絶たない。私自身、まだそういう経験はないのだが、周囲の人たちは「歩いていて突然、カラスに襲われたらよけられる?」「クマだってうじゃうじゃいるから逃げる脚力が必要だ」などと脅かす。

「やはり最低限、自分の身は自分で守らなければならないんだ」と再度、決心した私は、いま、週末に東京に戻った際は月に1~2回、「甲州流柔術」という古武術の稽古に通っている。ここには女性の師範代がいて生徒にも女性が多く、なんとか1年近く通い続けている。ただ、入門クラスから少しだけ進んだいまは、主に模擬刀を用いた剣術の稽古をしている。それはそれでとても楽しいのだが、万が一、診察室で患者さんの粗暴行為の対象になりそうなとき、そばに置いてある模擬刀を抜刀して振り下ろすわけにもいかないし、空から攻撃してくるカラスのために常に模擬刀を片手に通勤するわけにもいかない。

「なんだか最初の目的と違ってきたな……」と複雑な気持ちになっていることもたしかなのであった。

どうすれば へき地の総合診療医になれるのか？

「もしかしたら、いつかへき地で医者をやるかも」と思うようになってはみたものの、何度も繰り返すように、私は精神科以外の医療はほぼできない。思いついたようにたまに身体診察の教科書を開いたり救急蘇生の講習会に出かけたりしてはいたが、それだけではとても実践での役に立つとは思えない。

私は、「よし、腰を据えて勉強するか」と思い、総合診療医としても研修医の教育者としてもよく知られている徳田安春先生の書籍を数冊購入した。ただ、本といってもその多くは、徳田先生が登場する漫画本だった。『こんなとき、フィジカル　超実践的！　身体診察のアプローチ』（徳田安春原作、梅屋敷ミタ漫画、金原出版、2015年）といったタイトルは魅力的で、私は「漫画でまず基本的なことを押さえておけば、次に本格的な教科書を系統的に読むこともできるだろう」と思ったのだ。

ところが、それは甘かった。漫画といっても、いきなり研修医が感染性心内膜炎というむずかしい病気の患者さんの診察をしたり診断をつけたりする、という本格的な内容で、知らない単語もたくさん出てくる。すっかり落ち込み、家に遊びに来た弟に「漫画なのに理解できないんだよ。自分が情けない」と言うと、何冊かをパラパラめくったあと、「いや、これはむずかしい内容をそのまま漫画にした、という本だから、わからなくて当然だよ」と慰めてくれた。

こんな風にあれこれやってはうまくいかず、「このままではとても地域医療なんてできそうにない」と思っていた私に、大きなチャンスがやってきた。

立教大学には、授業や教授会などの義務的業務から1年間、離れられる「研究休暇」という制度がある。原則は「7年に一度」のようだったが、私が所属していた学科では教員が順番に休暇を取る仕組みになっており、人数の関係などからだいたい8年から10年に一度となっていた。2008年に立教大学に採用された私は、2017年にはじめてその研究休暇を取得できることになったのだ。

ほかの教員は、その1年をだいたい海外ですごす。大学や研究所などに籍を置き、調査研究をしたり論文を執筆したり、ときには現地の学生に授業をしたりもするようだ。これぞまさに〝ザ・研究者〟という生活には魅力を感じたが、私の場合、週に2回の精神科外来を長期にわたって休診にするのはむずかしそうだった。また当時は高齢の母親も北海道の家で単身生活をがんばっており、とても「1年間、来られないけど元気でね」と言える状況ではなかった。

そうなると「国内留学」をすることにして、どこかの大学の精神科教室の研究員になってまともな論文でも仕上げる、というのが現実的なのだろうか。そう思ってあれこれ所属させてくれそうなところを探しているうちに、別の考えが浮かんだ。

——待てよ。精神医学の研究をするんじゃなくて、今こそ、へき地医療に必要なスキルを身につけるためのトレーニングを受けるのはどうだろう?

実はその少し前、医師向けウェブサイトで「『もう一度聴診器を』、第二の人生にへき地医療」という記事を読んだところだったのだ。記事には地域医療振興協会の再研修プログラムの紹介とともに、こんなことが書かれていた。

「参加者のキャリアは多種多様だ。感染症、心臓外科、泌尿器科、麻酔科、精神科の医師のほか、病理や薬理などの基礎医学の医師。さらには保健所や保険会社の勤務、産業医も。彼らの多くは、もともと人と接する臨床医を目指していたが、キャリアを歩むうちに、『気が付けば、保健所長だった』、『保険会社の重役だった』という。参加者は40代後半より上が多く、自分の専門を極めた上で、セカンドキャリアとしてへき地医療を志すケースがほとんど。」

私は「自分の専門を極めた」とはとても言えないが、ルートとしてはこれに近いだろう。プログラムを担当する医師の「もう一度きちんと聴診器を持って地域に貢献したいと思っている医師は多い。志が高ければ年齢に関係なく飛び込んできてほしい。我々もそんな医師を時間をかけて応援したい」という言葉にも、「私はそれほど志が高いわけじゃないけど」と思いながらも、「あなたもがんばれよ」と励まされている気がした。

いずれにせよ、年齢が高くなってから「地域医療をやってみたい」と思う医者はけっこういるようだ、という現実がわかった。そんなことを考えているうちに、2016年の後半には、私の中で「よし、来年の研究休暇のあいだは、この協会でも別のところでもいいから内科とか外科とか、からだを診られる医者になれるトレーニングを受けてみようか」という気持ちが大きくなった。

ところが、そこから先がまたたいへんだった。

ホームページなどで調べると、地域医療振興協会のプログラムは最低でも1年間、どこかの病院に配属され、朝から晩まで文字通り研修や学習に打ち込む仕組みになっているようだった。ほかにも同じようなプログラムを提供している医療機関などがあったが、内容はだいたい同じ。よく考えたら、毎日、顕微鏡をのぞいたり薬の成分を考えたりと基礎医学の分野で研究に打ち込んでいた医者や、保険会社の職員として勤めてきた人が、トレーニングのあとにへき地医療に〝デビュー〟しようというのだから、厳しめのプログラムになるのは当然だろう。習いごとのように「週に1回、2時間」とはいかないのだ。

しかし、私にはそこまでの覚悟はまだなかった。「非常勤でやってる精神科の外来もあるし、月に2回の産業医の仕事も続けたいし、あと研究休暇とはいっても、卒論と修士論文の指導はやらなければならないんだよね……」などとどんどんモチベーションが下がっていき、地域医療振興協会のプログラムへの申し込みもしないまま、年が明けて2017年になってしまったのだ。

運転の話　35年ぶりの再チャレンジ

4月から研究休暇が始まるのに、どこで何をするかも決まっていない。

この状況にあせりを覚えた私は、また方向違いのことに手をつけてしまった。自動車運転免許の教習所に申し込んだのだ。

運転免許に関しては、ものすごくイヤな思い出がある。私が最初に免許を取ったのは大学時代で、通った教習所は実家の近くの北海道の小樽市にあった。「春休みで取れるだろう」と考えたのだが、通い出した直後から私はまったく運転に向いていないことがわかり、仮免許試験にさえ合格せずに春休みが終わった。

当然、一度、大学のある東京に戻り、夏休みに続きをすることになったものの、春に習ったことはほぼ忘れている。その状態で受けた仮免許試験で再び不合格を繰り返し、結局、6回目か7回目かでようやく合格となったのを覚えている。

その教習所は当時、担当教官制で、いつも決まった先生が指導してくれた。「やさしそう」と安心したのだが、最初は紳士的だったその人も、私の覚えがあまりに悪いので次第に不機嫌になっていった。「え、また間違ってるよ」「どうしてできないかな」などの短い言葉が胸に突き刺さり、気持ちが萎縮するのでオドオドしてさらに失敗する。

あるとき、教官は耐えかねたように言った。

「キミってたしか医学部の学生なんだよね。はっきり言って僕は、あなたみたいな医者に診てもらうのは怖いよ」

仮免許試験に落ちたり講習が延長になったりすると、その分、教習料の追加を払わなければならない。親のお金で教習所に通っていた私は、「今日も落ちた。お金ください」と頼まなければならず、母親も日に日に機嫌が悪くなっていく。教習所では教官に舌打ちされ、家では母親にため息をつかれ、あの夏は本当に苦しかった。

それでも、やっと免許が取得できたときはそれなりにうれしく、家にあった車に当時、高校生だった弟を乗せて近所を一回りしたりした。ところが、そうやって調子良く運転していた日々は長く続かず、あるとき私は路地で車を片側に寄せすぎて、路面にあった花壇の端にタイヤを乗り上げてしまったのだ。

車はすぐ動かせたが、花壇の花が何本か倒れている。「ど、どうしよう」と蒼ざめる私を見かねて、弟は「ちっ、しようがないな」と車を降り、そこの家の玄関のチャイムを鳴らして、出てきた人に「すみません、姉がちょっと運転ミスをしまして」と謝ってくれたのだ。花壇の持ち主はやさしい人で、「いいですよ」と許してくれた。

車に戻ってきた弟に、私は「ありがとう、本当に助かったよ、ありがとう」と繰り返し頭を下げた。すると、弟は軽蔑したような表情でこちらを見て、「もういいよ。でも二度と運転はするな。免許は今すぐ捨てろ」と言い放ったのだ。私は「わ、わかったよ。もう運転もしないし免許の更新もしない」と言って、結局はその約束を守った。

それから、実に35年もの歳月が経過した。

その間、私はずっと「運転は私には無縁なんだ」と信じて疑わず、免許の更新をしなかったことを悔やむこともなかった。ところが、「いつか地域医療の仕事をするかも」と思ったとき、「精神科以外なにもできないこと」と同時に私の頭に浮かんだのは、「運転ができないこと」だった。日本全国、どこで働くにせよ、大都市以外での生活には自動車の運転は必須だろう。とくに地域医療では往診や訪問診療の機会もあるはずで、「運転できないんですよ」などとは言っていられない。

内科や外科などを含めた総合診療の再研修が暗礁に乗り上げているなら、先に運転免許再取得をしてはどうか。「大学の研究休暇を利用して運転免許を再取得」とは大きな声ではとても言えないが、私はすぐに、今回は北海道ではなくて東京・目黒区にある日の丸自動車学校に電話をした。芸能人なども通うことで知られている教習所だが、地理的に都内の自宅からいちばん通いやすかったのだ。

電話をかけ、私は一方的にまくしたてた。

「あの、もう何十年も前に免許を取ったのですが、いろいろ事情があってそれを更新せずに、それからもちろん一度も運転したことありません。年齢はもう50代後半です。運動神経も鈍くて運転に向いてるとはとても思えません。で、そちらは年齢制限とか入校の条件とかあるんですか？　ありますよね、やっぱり」

ひとしきり私が話したあと、電話に出た女性職員はとてもおだやかな声で答えた。

「ご安心ください。こちらには50代の方も通ってらっしゃいます。ご心配なさらずに入校手続きにおいでください」

大げさではなく、暗闇にひとすじの光がさした気がして、私はすぐに日の丸自動車学校に入校の手続きに出かけた。総合診療の再研修先が見つからないのに運転免許だけ取る、というのはまさに本末転倒だが、「行きやすいところから行けばいい」と自分に言い聞かせた。ＪＲの恵比寿駅で電車を降りて、目黒駅との間にある教習所へ続く道はあまり通ったことがないところで、なんだか新鮮な気持ちになりやる気もわいてきた。


それから実技と学科の教習が始まったのだが、それは「35年でこうも変わるのか」と驚くほど、学生時代に受けたものとは違っていた。いや、教科書や学科教習で見せられるビデオの内容などはさほど変わっていなかった。地味に交通法規を解説したり事故の恐ろしさを強調する作りのままだ。

変わったのは、その教え方だ。とくに実技では、昔のように舌打ちをしたりイヤミを言ったりする教官は誰ひとりとしていない。最初の数回は教習車に乗り込むたびに「あの、こんな年寄りなんですが」とか「昔、免許取ったのにだらしないことに放棄してしまって」などときかれもしないのに言い訳をしていたのだが、ランダムにあたる教官はみな「年齢は関係ないですよ」「そうですか。前に一度やったことはからだのどこかに残ってるはずですから有利ですよ」と励ましてくれた。

そして、実際の実技教習の最中には、何度も「だいじょうぶですよ」「おっ、できるじゃないですか」とほめてくれる。調子に乗りやすい私は、おだてられると「えーっ、ホントですか!?」とテンションが上がり、「なんだ、やればできるじゃない」とウキウキしながら帰路につくことも多かった。

「昔、あんなに怒られ、イヤな気持ちになりながら苦労したのはいったいなんだったのか」と考える間もないまま、どんどん課程は進む。仮免許試験こそ一度、不合格になって二度目での合格だったが、卒業検定は一度目で合格することができた。そのまま免許センターでの学科試験も無事に合格できて、私は35年ぶりに運転免許保有者となったのだ。

ただ、そこからの道のりも実は順調ではなかった。

日の丸自動車学校に通ったのは2017年の話なので、そこから2022年の赴任時までは5年ものブランクがあった。免許再取得の年は友人に同乗してもらい、レンタカーを何度か運転してみたりもしたが、その次の年から私はまたペーパードライバーになってしまった。私が本格的に運転するようになったのは、2021年にむかわ町穂別診療所への赴任が決まってからというか、実際には2022年に穂別に来てからになる。

総合診療科研修希望、連敗

このようにして、私はまず貴重な大学の研究休暇の何か月かを「自動車免許の取得」に費やしてしまったのであるが、「免許だけ取れても身体診察や治療のスキルがなければ、へき地医療はできないじゃないか。これじゃ本末転倒だ」という思いも強まった。それから、地域医療振興協会や再研修の医者を受け入れているとホームページでうたっている病院などに、手当たり次第に次のようなメールを送りまくった。

「精神科しか経験のない50代後半の女性医師です。将来、地域医療の職につきたく、再研修先を探しています。しかしながら現在、私立大学の文系学部の専任教員と精神科の非常勤医をしており、今年は研究休暇という制度で余裕があるのですが、それでもすべての時間を研修には費やせません。週に何日か、あるいは週末の当直などで勉強させていただくことはできないでしょうか」

その結果は、自分の想像をはるかに超えていた。メールを送った数は忘れたが、すべてから断りの返事が来たのだ。「毎日は無理」とした時点ですでに〝冷やかし〟と思われたのかもしれないが、「現在、再研修医は募集していません」「週末は指導医がいないので指導できません」といった返事のところもあれば、「大学教授の先生に見合った報酬はお支払いできません」「先生のご年齢だと電子カルテの操作が困難かと思いますので見送らせてください」という回答まであった。あわてて「もちろん報酬は不要です」「いまの非常勤先でも電子カルテを使用してます」などと返したのだが、それへの返信はなかった。

実は1か所だけ、「わかりました。一度、見学にいらしてください」というところがあり、「地獄に仏」と手を合わせたのだが、翌日、「院内で検討しまして、やはりお断りすることになりました」というメールが来た。はっきりした理由は書いていなかったが、あまりに唐突だったので、もしかしたら私の名前を検索して筆名のことを知り、断ることにしたのでは、と疑いたくなった。そのあとその病院の院長が保守派として自治体首長に立候補したのを知り、「やっぱり、私が筆名でリベラル的な発言をしているのに気づいてのお断りだったのかな」とひとりうなずいたのであった。

あまりに断られ続け、「そうか。精神科でここまでやってきて、50代も半ばをすぎて突然、へき地で働きたいなんて言ってもムリか」とあきらめそうになったそのとき、「いや、待てよ」とひとつの考えが浮かんだ。

正直に言って私には、自分が卒業した東京医科大学への母校愛や感謝の思いがほとんどなかった。もっとありていに言えば、母校が好きではなかったのだ。

その理由は大学側にではなく、ひたすら自分の側にある。東京医大は私が入りたかった大学ではなく、それどころか医学部さえ私が進みたかった学部ではなかったから、というただそれだけのことだ。不本意でも入ってしまえば次第に「ここが母校だ」という気持ちが芽生えてくることもあるだろうが、残念ながらそれもなく、内科や産婦人科など専門科目の授業が増えれば増えるほど、「やっぱり医学部は自分に全然、向いてない」という気持ちが強まる一方だった。

医学部というところは、一度、入ってしまうと、いわゆる〝つぶしがきかない〟状態となる。入り口はいろいろな人がいろいろな動機で入ってきても、出口では全員が「医者」として出てくるしかない。いまでこそ、医学部を出て医師免許を取ってから外資系のコンサルティング会社に就職する、といったさまざまな選択肢もあるようだが、私が学生だった時代にはそんなケースはほとんどなかった。「医学部を出たら医者になる」という一択だったのだ。

おまけに、医学部は学年全体で100人あまりの1クラスで6年間、ずっといっしょにすごすことになるので、どうしても人間関係が濃くなる。私はとにかく「この大学にはなじめない」と思っていて、同級生とは適当に距離を置いてつき合っていたのだが、それが仇《あだ》になり、女子学生どうしのトラブルに巻き込まれるようになった。きっかけは恋愛関係のもつれだったのだが、同学年の恋人を奪われた側からも奪った側からも毎晩のように電話がきて、「ねえ聞いてよ」とグチを聞かされる。

面倒なので、良いとも悪いとも言わず、ひたすら「へー、そうなの。たいへんだね」などと相づちを打っていたら、次第に「あなた、あの人とも仲良くしてるでしょ?」と両方から疑われるようになってしまった。ついに奪った側から「卒業後、彼と結婚することになったから披露宴に来てくれる?」と言われ、そんな場に出たら奪われた側からは「裏切り者!」と恨まれることは必至なので、「もうこれは東京にいられない」とまで思うようになった。私は大学を卒業したあと、母校に残らず北海道大学医学部附属病院で研修医になったのだが、その最大の理由は「卒業後は北大病院に行く」と言ってそのトラブルから身を遠ざけたいと思ったから、という情けないものであった。

こんな風に逃げるようにして東京医大を出ようとした私は、卒業式には仕方なく出たが、その後の謝恩会はどうしても出たくなかった。とはいえ、授業料の〝出資者〟である親も上京しており、「友だちのトラブルに巻き込まれてさんざんな目にあった。もう誰の顔も見たくない」とはとても言えなかったので、「謝恩会に行ってきます」と家を出ざるをえなかった。そして、会場のホテルのロビーの片隅で、当時、流行っていた「ディスクマン」というポータブルCD再生機器で、イギリスの二人組バンド「ユーリズミックス」を聴いて時間をつぶした。

救いの神は、まさかの母校！

それ以降、私は一度も東京医大に足を運んだことはなかった。

母校に何かをされたのではなく、こちらが一方的に大学生活に暗いイメージを持っているだけだったのだが、とにかくなるべく思い出したくない場所であった東京医大。でも、ありとあらゆる病院に「再研修はできません」と断られていた私は、藁《わら》をもつかむ思いでおそるおそる東京医大病院のホームページを開いた。地域医療やへき地医療について再トレーニングしてくれる科などはないのだろうか、と思ったのだ。するとそこで見つけたのは、「総合診療科」という私の学生時代には存在しなかった診療科であった。しかも、当時のその科のホームページにはこう記されていた。

「当科では、プライマリ・ケアの生涯教育も重視しています。

・開業を考えている
・臓器別の専門以外に幅広い診療能力を身につけたい
・プライマリ・ケア教育の研究がやりたい
・学生や研修医と共にプライマリ・ケアを学びたい
・臨床を離れていたがプライマリ・ケアの研修がしたい

このような意欲を持った医師を応援しています。どうぞいつでもご連絡ください。」

「臨床に迷いのある人」や「無医村で仕事をしたい人」の「ニーズに対応した研修」を目指すとも書かれていた。

これだ。私が探していたのはまさにこれだ。

でも、「いつでもご連絡ください」というのは本当だろうか。これまで何か所も似たようなことをうたっている医療機関にメールし、その都度「今回はご縁がなかったとお考えください」などと断られ続けてきた。

しかし、もう後がない。これを最後のチャンスと考えて、卒業以来、遠ざかっていた母校ではあるが、頼み込んでみるしかないだろう。

その頃、すっかり自信をなくしていた私は、「卒業以来、精神科以外のことはいっさいやらず、気がつけば還暦目前となったあわれな老医でございます」といった感じのメールを、総合診療科の問い合わせ先アドレスに送った。

すると、返事はすぐ来た。たぶんメールを送った翌日だったと思う。送り主はその科の准教授からだったが、そこにはだいたいこんなことが書かれていた。

「先生が覚えているかどうかはわかりませんが、私は先生の2学年下なんですよ。学生時代の先生のことは覚えてます。ここでは先生みたいな人もこれまでたくさん研修に来てましたので、どうぞいつでもお越しください」

私が「やった！」と小躍りしたのは言うまでもない。卒後30年以上たって、いきなり「東京医大ってすごい！　母校ってすばらしい！」という気持ちが胸にあふれるのを感じながら、その1週間後には総合診療科の外来を訪れたのであった。メールをくれた准教授も教授もその他の先生たちも、それまでの門前払いで傷ついていた私には信じられないほどフレンドリーに見えた。当時の教授の「精神科医の先生が身体診察を身につけたい、ってていいと思いますよ。精神科の経験も役立つと思うし」という言葉を、私は夢見心地で聞いていた。

それから2017年の研究休暇のあいだは週に1日か2日、そして大学の仕事が再開してからは週に半日、さらに北海道の診療所に赴任した現在も2週間に一度の土曜の午前中、私はずっと母校の総合診療科で外来診療を担当させてもらっている。相談に行ったとき、「先生のようなベテランは、まず外来で患者さんを実際に受け持って、わからないことを他の先生に相談しながら診断や治療を進めていく、という研修スタイルでいきましょう」と言われ、現在もそれをずっと続けている。

最初の頃は戸惑いや冷や汗の連続だった。

たとえば精神科の外来なら、「からだがだるくて」という人が初診でやって来たら、まずは「うつ病の倦怠感かな」というのを念頭に置きながら、いろいろ問診する。もちろん、甲状腺機能低下症など、うつ病との見分けがむずかしい疾患もあるので、そのあたりの血液検査くらいはするかもしれない。ただ、診察のエネルギーの8割は「だるい」という状態に逃げ込むしかないような心理的負荷があるのでは、などと心因の探索に注ぐであろう。

ところが、総合診療科ではそのほかにも、感染症、糖尿病、膠原病《こうげん》、がん、飲んでいる薬の影響など、ありとあらゆる身体疾患を鑑別に入れながら、診察をしたり検査を進めたりしていかなければならない。

あるとき、倦怠感を訴えて受診した男性について、ひと通りの検査のあと「コレステロール値が高いけど、ほかは問題ないし、やっぱり倦怠感はストレス性ですかね」などと話して漢方薬を処方して帰宅させたところ、その日のリーダー（上級医）の先生がカルテをのぞいて大慌てに。「ちょっと、どうして帰しちゃったんですか⁉　中性脂肪が500mg／dlもあって、これは急性膵炎《すいえん》のリスクがある人ですよ！　すぐ呼び戻して説明して、追加の検査や薬物療法をしないと！」と言われるなど、心臓が縮み上がるようなことも何度もあった。

いや、戸惑ったり震えあがったりしたのは、なにも私だけではない。近所のクリニックなどで「診断がつけられない」と言われて大学病院を紹介され、受診に来て私の診察室に振り当てられた患者さんにしてみれば、教授と同じくらいの年齢の医者が現れてあれこれきかれたり身体所見をチェックされたりしたあとで、「ちょっとお待ちください。これからの検査の進め方について上級医と相談してきますので」と言われたら、さぞ驚いたり不安になったりするだろう。相談される総合診療科の医局員たちも、年齢が倍近く上のシニア医が見よう見まねで身体診察を行うのをハラハラしながら見守ったり、すぐに「先生、この腹部CT、虫垂はどこにあるんでしょう？」というような基本的すぎることをきかれたりするのは、たまったものではなかったはずだ。

とはいえ、なれない総合診療科の外来ではこちらも必死なので、「患者さんにどう思われるだろう」「年下の上級医たちにあきれられてるかも」などと考える余裕もないまま、毎回の外来診療に向き合った。精神科の外来や大学での卒論指導などでは長年務めてきた余裕か、患者さんや学生の数がいくら多くても、看護師さんや学生たちと雑談を交わしながらこなすことができていたのに、「所変われば品もやり方も全部変わる」とでも言うべきか、総合診療科ではまったくそうはいかない。

ひとりの患者さんを診終わるたびに、医局員から「先生、この検査は必要なかったんじゃないかな。むしろあっちの検査をやるべきでしたね」などと指摘されると、頭の中で「ガーン」という音がして顔が蒼ざめるのがわかる。ふだんは鈍感そのものの私だが、「あぁ、これが長く続くとストレスってやつで調子がおかしくなるのかな」と生まれてはじめて思った。半日の診療が終わると、比喩ではなく本当にヘロヘロになって、ロッカーに忘れものをして帰ったことも一度や二度ではなかった。

ただ、そこまでの緊張を味わいながらも、母校の総合診療科での外来は２０１７年の研究休暇が終わったあとも、実際にへき地に来たあとですら続けることにした。それは、１年ではとても地域医療に踏み出せるほどの知識やスキルが身についていないと思ったのが大きいのだが、もしかすると次第にその「異様に緊張する時間」がある意味で楽しみになってきているのかもしれない。長く生きてきた私にとって、ほとんどのことは「あー、またこれか」と新鮮味を失ってしか見えなかったからだ。「たまには注意されたい」と思うなんて、人間にはおかしな嗜好があるものだ。

さて、本当に始めるのかやめるのか

研究休暇は2018年の3月で終わったが、いろいろな意味でまだまだへき地への赴任は現実的ではなかった。休暇明けは大学の業務がそれまで以上に忙しくなり、へき地どころではない、というのが正直なところだった。1年間、大学を離れていたので、久しぶりに行う授業の準備をしたり、授業以外の業務を多めに引き受けたりしなければならない。ほかの教員は休暇中の成果物として論文や学術書を仕上げるが、周囲から「先生は何してたんですか?」ときかれても「自動車運転免許を取り直して、あとは大学を辞めてへき地に行くために総合診療科で研修してました」と答えるわけにもいかず、「ええ、まあ」とうやむやな返事をしては肩身の狭い思いを味わった。

大学での仕事の再開といつもの精神科外来の非常勤に加え、東京医大病院総合診療科の外来研修も続けていたので、先の展望もないまま、2018年はかなりたいへんだったように思う。「思う」とあいまいな書き方をしたのは、実はこの年の記憶があまりないからだ。おそらく毎日をなんとか終わらせるので精いっぱいで、ゆっくりと日々を振り返る余裕もなかったのだろう。

2019年になっても、前半はそんな感じですぎていった。

地域医療の方向に舵を切るのか、それともこのまま東京で65歳の定年まで立教大学の教員の職を続けるのか。どちらにするかも決められずにどんどん時だけが流れる中、2019年の後半に差しかかる頃になってから、大きな変化を経験することになった。

それが、前章で述べた「ふたつの死」だったのだ。

とはいえ、この大きなできごとがあっても、すぐに「よし、へき地医療に飛び込もう！」とはならずに、私はさらに回り道をすることになる。次はそのあたりのことを振り返ってみたい。

第2章

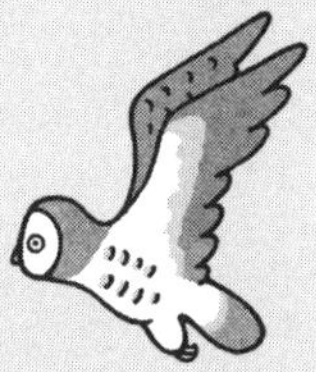

転職活動、
本格始動!

国際医療に貢献したい

２０１９年、中村哲さんの訃報を知ったときに最初に思ったのは、「私が次にアフガニスタンに行くべきではないか」ということだった。ただ、中村さん自身は、近年は同国で医療よりも灌漑事業に力を入れて活動してきた。死去の報を受けて再掲された「日本経済新聞」の２０１８年のインタビューのタイトルは、「中村哲さん　聴診器をスコップに替えて」となっている。他の記事によれば、井戸や水路を作るため自ら重機を操縦することもあったという。私にはとてもそんなことはできない。

「中村さんの遺志を継いでアフガニスタンに」というのが無理なら、その近隣国などに行くのはどうだろう。そう考えた私は、それまで一度も見たことのなかった国際医療支援のサイトを開き、医師の求人を探し始めた。とにかく「こうしてはいられない」という気持ちにとり憑《つ》かれたのだ。

最初に思いついたのは、有名な「国境なき医師団」に入ることだった。早速、説明会にも申し込んで出かけた。

ところが、そこで残酷な事実を知った。同団体には世界中から入団希望者が殺到しており、求められる英語力は長年の留学経験がある人でも不合格になるほどたいへんに高いものである。また、もし入団試験をパスしても、そこから実際に派遣されるまで何年も待たされる場合があるし、呼び出しがいつになるかはわからない。私自身、英語には自信もないし、数年かけて猛勉強で合格したとしても、この年齢からさらに何年も待機するのはつらい。

次に、ミャンマー、カンボジア、ラオスなどの途上国で医療支援活動をしている「ジャパンハート」という団体の説明会に行ってみた。２０１９年の暮れ近く、秋葉原の喫茶店「ルノアール」で開かれた小ぢんまりした説明会では、ミャンマーから帰国中の若い日本人医師が、４人ほど集まった出席者に自分が参加したきっかけや現地での活動の話をしてくれた。

さわやかな好青年という感じのその医師は、「僕の場合、日本にこうして何か月か滞在している間に非常勤医としてお金を稼ぎ、それからまたミャンマーに行ってしばらく医療活動をするんです」と言っていた。現地での活動はボランティアのようだ。「じゃ明日から行きます」とはとても言えなかったが、「ものすごくやりがいもあるし、星空はきれいだし楽しいですよ」と話す彼の笑顔は魅力的だった。

この団体は１週間程度の医療ボランティアツアーも頻繁に行っていたので、私はまずそこに参加してみよう、と考えた。大学の春休み期間を利用し、非常勤の精神科をその週だけ休診にすれば、3月のミャンマーツアーには参加できそうだ。そこで「何かやれそう」と思ったら、そのときは本格的に参加することにすればよい、と思ったのだ。

年が明けてから、私はツアーの申し込みをしたりワクチンの接種を受けたり、とあわただしく動き出した。

手もとの接種証明書を見ると、2020年の2月20日から3月9日までに、破傷風、日本脳炎、腸チフス、A型・B型肝炎、ジフテリア、狂犬病とたくさんのワクチンを打っている。そんなことをしながら、ふと「もし母親が生きてたらとてもこんなことはできなかったな」と思った。母親はとても心配性な人で、私が若い頃、軽い気持ちで「海外で医療ボランティアしてみたいな」などと言うと、「とんでもない！　やめてちょうだい、そんな危ないこと！」と真剣に怒り出す、というのが常だった。父親は「それはおもしろそうだな」と賛成してくれたこともあったのだが、母親の「そんなところに行ったら心配で死んでしまう」といった無茶苦茶な反対に気圧《けお》されて、黙ってしまっていた。

実は、へき地医療についても母の生前、話してみたことがある。「北海道の小さな町の医者になってみようかな。そうしたら、小樽のこの家にも来やすくなるだろうし」と口にしてみたことも何度かあるのだが、母親は猛然と反対した。「立教大学の先生になって東京で暮らしているのを私はとても喜んでいるのに、そんなこと言って悲しませないでちょうだい」と繰り返すのだ。「あなたが東京で満足して幸せにやっていると思っているから、私もひとりでがんばれるの。それをやめて北海道に戻って来なきゃならないなんて思われたら、親として自分を許せなくなる。だからおかしなことを言うのはやめて」というのは、おそらく母の本音だったのだろう。

いずれにしても、私がやろうとしていること、やりたいことを止める母親はもういないのだ。そう思うと、もちろんさびしい気持ちにもなった。ただその一方、なんとなく愉快な気持ちもわいてきた。晩年の母は、私に「60代で自分の人生を楽しまなきゃダメ」と繰り返し言っていたことは前にも記した。私は思った。

——なるほど。途上国に行くのは「楽しみ」とは少し違うけれど、好きなことをやるという意味では楽しみでもある。「60代は楽しまなきゃ」という母親の言葉に従って、私はそれを実践させてもらう。お母さんの思惑とは違ったかもしれないけど、悪いけど好きにやらせてもらうわね。

しかし結局、私はミャンマーに行くことはなかった。

なぜか。

準備中に新型コロナウイルス感染症が世界に広がり始め、緊急事態宣言はまだ発令されていなかったものの、3月末のミャンマー行きのフライトが1週間前になってキャンセルと決まったのだ。「ミャンマーがダメならカンボジアへ、いやパレスチナでもいい」と行き先を変えるわけにもいかなかった。日本から海外へ出るフライトが軒並み運航停止となったり渡航先が入国制限をしたり、国際医療支援の扉がバタバタと閉まってしまったのだ。

私は心底、ガッカリした。

——国際医療ボランティアに行けば、中村先生の死で抱いた「私だけのうのうと生きている」という罪悪感も薄まるし60代を好きに楽しめるし、と思ってたのに、それもできないのか……。

海外に行かなくても「一隅」は照らせるはずだけど

2020年3月末から4月にかけては、ミャンマー行きも頓挫し、世界ではコロナの感染拡大でたいへんな状況になっているし、ということで私はかなり悲観的な気分になった。

それを少しでも紛らわせたい、という気持ちもあり、私は厚労省から依頼された一般社団法人が請け負っているコロナ関連の「ＳＮＳ心の相談」という事業にかかわることになった。毎晩遅くまで飯田橋の事務所に詰めて、実際の相談にチャットで答えたり相談員のスーパーバイズを行ったりした。立教大学大学院には臨床心理学専攻もあったので、そこの教員に頼んで大学院生から相談員を募集してシフトを作る、など一時はかなり入れ込んだ。

まだパンデミックが始まったばかりということもあり、相談する人の多くは不安でいっぱいで、中にはパニック状態の人もいた。ただ、チャットでやり取りをしていく中で次第に落ち着きを取り戻し、終了時には「ありがとう。このＳＮＳ相談があってわかってよかったです。すばらしい取り組みですね。相談員さんもおからだ気をつけて」とこちらをねぎらってくれる人も少なくなかったのが印象的だった。毎日の振り返りでも、相談員たちは「ご自分がたいへんなのに私を気づかってくれる方もいて、感動しました」などと述べていた。

そんな日々をすごす中、私は「そうか。コロナ病棟にいなくても、こういう形でコロナ医療に貢献することもできるんだな」と気づいた。そして、「そういえば中村さんも似たようなことを言ってなかったかな」と考えるようになった。

そう、中村さんは座右の銘である「一隅《いちぐう》を照らす」という言葉についてよく語っていた。

医学生に向けた講演会では次のような話をしている。


「一隅を照らすというのは、一つの片隅《かたすみ》を照らすということですが、それで良いわけでありまして、世界がどうだとか、国際貢献がどうだとかいう問題に煩わされてはいけない。(中略)それよりも自分の身の回り、出会った人、出会った出来事の中で人としての最善を尽くすことではないかというふうに思っております。」

また、同じ講演会で、医師の国際貢献に関して「医者が皆、海外協力をしないとダメだと言うわけではない」のであり、「離島でも人が必要」で、「国内でもすることはたくさんあります」とも語っている。(中村哲『医者よ、信念はいらない　まず命を救え！　アフガニスタンで「井戸を掘る」医者　中村哲』、羊土社、2003年)

私はこれと同じような中村さんの言葉を、雑誌やラジオなどで何度か見聞きした覚えがある。

「一隅を照らす」は、天台宗の開祖・最澄の言葉だとされる。クリスチャンだった中村さんが仏教の高僧の言葉を座右の銘とするというのもおもしろいが、なんとなくキリスト教的な弱者救済のヒューマニズムにも通じるような気がする。私は考えた。

――そうか。勝手に「中村さんの遺志を継ぎたい。私が安穏としている場合じゃない」と思ってミャンマー行きを計画したけれど、別にはるか彼方に出かけなくても、今いる場所からそう遠くないところでも何かできるのではないだろうか。

そして、「そうだ。私はへき地医療をやってみたいと考え、そのためにあれこれ準備してきたではないか。今こそそれをやることが、私なりの『一隅を照らす』だ」とようやく気づいたのである。

しかし、そこからへき地医になるために本格的に動き出すまで、さらに1年もの時間がかかることになってしまった。

まず大きかったのは、なんといってもコロナの感染拡大である。

私が外来研修を行っていた東京医大病院総合診療科は、同病院のコロナ対応外来の役目を担うことになり、２０２０年2月頃からは「発熱者の問診をしてPCR検査をして、結果を電話で伝えて、陽性なら治療や入院の相談に応じて、発生届を作成して提出する」というのが主要な業務となっていた。それはとてもたいへんで、１か月がたち、２か月がたつと、「へき地医療のためにここに研修に来ている」という当初の目的も希薄になっていった。ビニール製のガウンに身を包み、患者さんの鼻に長い綿棒をさし込み、「痛い!」と言われながら検体を採取する行為が、どこかの医療過疎地での活動につながる、と想像することなどとてもできなかったからだ。

2020年5月29日には、「新型コロナウイルスの対応に当たっている医療従事者らに敬意と感謝の気持ちを示す」という目的で、航空自衛隊のアクロバット飛行チーム「ブルーインパルス」が東京都心の上空を飛行した。

ちょうどその日は東京医大病院の外来の日で、昼休みに若手の医師たちと誘い合わせて9階のテラスに出てみた。白衣やスクラブ姿の医療従事者だけではなく、パジャマ姿や点滴の袋をぶら下げたバーを引っ張った入院患者さんたちも大勢、集まっている。外はすでに初夏の陽気で空はよく晴れており、視界の左からブルーインパルスの編隊が現れ、青いスクリーンのような空をまっすぐ横切って姿を消したあと、いきなり頭の真上に現れたときは大きな歓声が上がった。

まわりを見ると、仲間の医師たちも患者さんたちも笑顔だ。「ここは病院だけど、いまはコロナ禍だけど、空は晴れていて暖かいし、なんか幸せだな……」という不思議な多幸感が胸を満たした。同時に「今年も来年も結局このままでいいのか。当初の気持ちや『一隅を照らす』はどこに行った」という疑問もちらりと頭をよぎったが、ブルーインパルスの煙のようにすぐにかき消えた。

さらに、２０２０年は立教大学でもいくつか骨の折れる取りまとめ役などを引き受けなければならず、それが思いのほかたいへんだった。その業務じたいは教員が持ち回りでやるものなので誰にでもできるはずなのだが、私の場合、「ああ、書類を作らなければ」と思ってもなかなか取りかかれず、あっという間にどんどんやるべきことがたまってそれがまたストレスになる、というよくある悪循環に陥った。

いま思えば、その頃は自分の中で、大学教員よりも医者の比重が大きくなっていたのだろう。とくに東京医大病院総合診療科で重症のコロナ肺炎や悪性リンパ腫など命にかかわる病気を目の当たりにする機会が増えてからは、教員として参加する大学の会議や委員会での議論が紛糾すればするほど、「書類の受け取りサイン欄を右にするか左にするかとか、そんなのどっちでもいいのでは」と冷めた気持ちになって集中できないのだ。

一向に収まる気配のないコロナ禍も、その悪循環サイクルを加速させた。感染者の動向によって大学入構のルールが細かく決められ、学生が備品や教室を使うにも、いちいち届けを提出しなければならない時期もあった。メールで送られてくるそれらの届けに「承認します」と書き添えて送り返すだけで、30分、1時間と時間がすぎる。しかも、膨大なメールの見逃しや返信忘れも日常茶飯事で、催促が来ては「本当に申し訳ありませんでした」と謝罪メールをすることになり、さらに時間が費やされる。

おまけに学生の中にはコロナ禍の制限がかかった中、必要な届けを出さずに入構しようとする者もおり、私が守衛なら「まあ今日は入っていいよ。次は気をつけて」と見て見ぬふりをするところだが、現実はそうもいかずそれらがいちいち〝重要案件〟となった。その上、コロナ禍のストレスや膝をつき合わせて行うわけではないオンライン会議ならではの弊害もあって、いちばん基本となる会議である学科会議では、それまでなかった小さなすれ違いや対立めいたことも起きるようになってきた。

そんなこんなで2020年の4月以降は大学業務への対応と授業、卒論指導で手いっぱいとなり、非常勤の精神科外来と総合診療科外来だけはなんとか続けながらも、なにか新しいことを始めるどころの状況ではなくなった。2019年から2020年春にかけての決心はどこへやら、である。

ただ、いつもなら「私って本当にダメだな」と自己嫌悪に陥るところだが、そのときは違った。「すべてはコロナ禍が悪いんだ。これが終わらないと次のことも考えられない」

と〝コロナのせい〟にできたのである。自分を責めずにいられた分、ストレスも小さくてすんだ。もちろんこの未知のウイルス感染症で命を落とす人や後遺症に苦しむ人も大勢いたし、医者としては負担が増える一方で先が見えない状態の中、「一日も早い収束を」と心から願っていた。しかし「その後のことはコロナが落ち着いてから考えればいいか」と個人的問題を棚上げにすることができたのだ。

「このままでいくしかない」「このままじゃいけない」というふたつの気持ちの間を揺れながら、目の前の大学業務とコロナへの対応に追われ、2020年は終わってしまった。

デイヴィッド・バーンに恥ずかしくない生き方がしたい

事態が突然、動いたのは、2021年3月も後半になってからだ。ミャンマー行きが頓挫してから1年が経過していた。

いや、「3月後半」ではなくて、ピンポイントに「3月23日」だ。その日、ある試写会で見た映画が私の運命を決めた。そう言ってもよい。へき地診療所に行った直接のきっかけは映画の影響なのかと驚かれるかもしれないが、それが事実だから仕方ない。

映画のタイトルは、『アメリカン・ユートピア』。この名前を聞いて「ああ、あれか」とすぐわかる人は、私の気持ちもすぐに理解できるのではないか。実際に「あれを見て行動に出たくなった」と伝えた何人かの知人は、即座に「わかります」と言ってくれた。

知らない人のために少し説明しよう。

『アメリカン・ユートピア』はブロードウェイの同名のショーをほぼそのまま映像化したものだ。ブロードウェイといってもミュージカルとは少し違い、音楽の演奏とちょっとしたトークで構成されるライブに近い。主役は、1970年代から1980年代にかけて一世を風靡《ふうび》したアメリカのニューウェーブバンド、トーキング・ヘッズのボーカル、デイヴィッド・バーン、映画版の監督は『ドゥ・ザ・ライト・シング』（1989年）や『マルコムX』（1992年）で知られるスパイク・リーである。

なぜか私のところにも試写会の招待状が届き、1980年前後、トーキング・ヘッズが大好きだった私は、「昔の曲も演奏されるらしいから行ってみようかな」と軽い気持ちで出かけた。その試写会の日が、2021年3月23日だったのだ。

映画が始まり、いきなりスクリーンに現れたデイヴィッド・バーンはグレイヘアになっており、昔は極端な痩躯《そうく》だったのに今はおなかまわりに脂肪がついていた。そして、生真面目な表情で脳の模型を手にしながら、「(脳の)この部分は豊富な情報のエリア／この部分はあまり使われないエリアです」と歌い始めるのだった（以下、同映画における歌詞と台詞はブルーレイ版をもとに筆者訳）。

「ああ、昔と変わらない。理屈っぽくて観念的で、観る人を煙に巻くこの感じ」と思った瞬間のことだ。ステージ上にダンサーたちが現れ、さらに首から楽器をぶら下げた人たちも次々に登場。それからは、バーンも入れて12人の出演者がシンプルなステージを縦横無尽に移動しながら、演奏したり踊ったり歌ったりする。

性別も肌の色も、たぶん年齢もさまざまなメンバーの中心はもちろんバーンなのだが、さすがに年のせいなのか、ダンスなどの動きはかなりおぼつかない。それでも「まわりについていこう」という意気込みだけはあり、そのぎこちなさと懸命さには客席からあたたかい笑いの声がときどき上がる。また主役とはいっても、ときには自分が後列や舞台袖に退き、若手の演奏家の引き立て役になることもある。そんなときのちょっとした動きから、この主役が若いメンバーや女性メンバーにも限りない敬意を払っていることが伝わってきた。なんというか、すべてがオープンで、上下関係もないフラットさなのだ。

私の知っている1980年代のデイヴィッド・バーンは、こんな人ではなかった。いわゆる〝インテリ〟で音楽の知識も膨大で、ロックにアフリカ音楽やブラジル音楽などのワールド・ミュージックを取り入れつつ新しい音楽を作り続けていた。ただ、そこに社会的なメッセージはほとんど感じられなかった。作り出される音楽もバーン自身も十分に格好よくて刺激的であったが、〝音楽のための音楽〟という印象が強かったのだ。また、バーンは「作曲、演奏、歌などなんでもこなせるそつのないクールな人」というイメージで、いつも飄々《ひょうひょう》としており、「できないけれど一生懸命やっている」という自分の姿を見せることなどまずなかったのである。

首からぶら下げた楽器を打ち鳴らすマーチングバンドのようなスタイルで演奏されると、かつてのヒット曲もまったく違って聴こえた。トーキング・ヘッズが人気者だった当時、私はほとんどの曲の歌詞を「深い意味がありそうでもあるし、ただのパロディやナンセンスのようでもある」と思っていたのだが、映画ではそれらから、現代都市型社会への皮肉や高度なテクノロジーへの疑問、さらには白人至上主義や男尊女卑への鋭い批判という側面が浮かび上がってきていた。「えっ、まったく同じ歌なのに聴く時代や社会でこうも変わるのか」と驚いた。

中でも印象的だったのが、アメリカで活躍する黒人女性アーティスト、ジャネール・モネイの「HELL YOU TALMBOUT」（2015年）のカバーだった。これは、黒人の射殺事件が続くアメリカで抗議の女性デモが行われたとき、モネイ自身が犠牲者の母親らとともに歩き、歌った曲だ。

ステージの上でバーンは語る。

「デモのあと、ジャネール・モネイにきいてみた。『私は白人の中年期をすぎた男性ですが、これを歌っていいでしょうか』。すると、モネイはこう答えてくれた。『この曲はあらゆる人のためのものだからいいですよ』」

バーンの問いもモネイの答えも最高だ。アメリカの音楽界にいれば、「デイヴィッド・バーンだけど」と言えば誰もがわかるはずだ。しかし、彼は謙虚に自分の属性を述べ、モネイも「バーンさんが私の曲を!? 光栄です！」とは反応せず、「あらゆる人の曲だからどうぞ」と答え、バーンはそれを肯定的に受け入れた。自意識の塊のようにも思えた彼にこんなことができるとは、と感じ入った。

さらに、ショーの途中に彼が観客に向かい、選挙について語りかけたのにも驚いた。かつては、それまでのロックに込められたストレートな社会的メッセージをむしろ冷ややかに眺め、そういう態度からは距離を置くタイプの人だったのに、なんという変化だろう。バーンは、アメリカの地方選挙の投票率の低さを「この会場でいえば、投票に行くのは、えーと、客席のこの部分に座っている人だけなのです」と笑いを誘いながら示し、いろいろな場で投票を呼びかけるキャンペーンに参加していると明らかにした。それもどうやら、とくに名乗ることもなく、そこで出会った人にひとりの市民ボランティアとして話しかけているようであった。

いつもおしゃれで、感情の起伏もほとんど見せなかったあのデイヴィッド・バーンが、黒人差別や政治意識の低さという問題に、ここまで自分の立場を鮮明にしながらコミットしているのだ。逆に言えばそれほど世の中はひどいということで、だからこそ皮肉を込めて『アメリカン・ユートピア』というタイトルがつけられたのかもしれない。私の心は大きく揺さぶられた。

ショーのクライマックスを飾ったのは、「ONE FINE DAY」という2008年に作られた曲だった。これまでステージで跳ね回り行進し、ときには何かに挑みかかるように激しく楽器を打ち鳴らし、歌っていたメンバーたちが1か所に集まり、静かなアカペラでこんな内容の歌詞を歌う。

「目の前に現れた扉を抜け、暗く狭い部屋で私は待つ」

「私はやるべきことをひとつずつ終えたら、仮面を取り去るだろう」

「困難な道のりにいるときも、道を示してくれる星を探すことができる。その佳《よ》き日まではそれほど遠くないはず」

私の目から、ついにポロポロと涙がこぼれ落ちた。信じられない。40年近く前、学生時代の私は、その頃、流行っていたモノトーンのワンピースを着てトーキング・ヘッズの来日ライブに出かけた。当時は「感情をむき出しにするってカッコ悪い」と思っており、会場で立ち上がってダンスするときすら、熱狂しすぎないように無表情を崩さなかったのを覚えている。ステージ上のバーンもそうだった。そんな私が、いまは彼の歌で涙を抑えられなくなっている。また彼も、真剣な表情で投票の重要性を呼びかけている。

私は思った。

――私には、そのone fine day、〝佳き日〟がいつ来るのだろうか。人生が終わるとき、〝最後の審判〟を待つ小部屋に入って、そこで向かい合うのは神なのかどうかはわからないが、「私はやるべきことをひとつずつ終えてここに来ました」と胸を張って言えるだろうか。

試写会会場は渋谷ロフトの横にある映画館シネクイントだったが、そこを出て渋谷の道を歩きながら、私は決意した。

――デイヴィッド・バーンは変わった。自己愛や権威主義や男性・白人至上主義から解放され、自分が信じる〝正しいこと〟をやっていこう、と決めたのだ。私だって彼に恥ずかしくない生き方をしなければならない。ここまで何年もかけて、地域医療に向けて準備をしてきたじゃないか。今こそそれを実行に移すときが来たんだ。

そのあと、公開された『アメリカン・ユートピア』を私は3回、見た。試写会も含めると計4回。何度見ても最後には涙があふれ、素直に「私もがんばろう」と決意しなおせるのだった。変化ってすばらしい。そう思えた。

リミットは1年後！ いよいよ本気の職場探し

〝運命の3月23日〟のあと、私はただちにへき地診療所の求人募集サイトを開き、〝転職先探し〟を始めた。大学を退職するにはいろいろな稟議《りんぎ》や手続きを経なければならず、非常勤で20年も続けている精神科外来をどうするかも決めなければならない。いずれにしても「明日辞めます」とは言えないので、着任時期は1年後の2022年春と決めた。

実際に着任してから、北海道の穂別診療所で働いていると知った知人から、「ふるさとに帰ろうとしたんですね」と言われることがあるが、それは違う。

実は私は、「北海道の医療機関で働きたい」とも考えていなかった。先に紹介した中村哲先生の言葉に従って「一隅を照らしたい」と思ったのであり、そのためにはなるべく医療過疎の地が望ましい。都市部へのアクセスが悪いところだとなお良い。九州でも山陰地方でも東北でも、場所は問わなかった。そんななかなりあいまいな条件で、なるべく都会から遠そうな地域の医療機関や離島の診療所などを中心に求人情報を見る日々が続いた。

ただ、もう少し現実的な条件もあった。医者がひとり体制でやっていて、その人が定年退職なので後任を、というようなところは避けざるをえない。離島などの医療をひとりで守れる自信は到底、ない。また逆に、複数の医者はいるがかなり高度な医療や救急外来にも力を入れていて、外科の経験やスキルを求められているところも無理だ。外科手術のスキルなどこれからどうがんばっても身につけられるとは思えなかったからである。

そんな中で、最初に心ひかれたのは、北海道・奥尻《おくしり》島の奥尻町国民健康保険病院である。奥尻島は、北海道南西部の日本海に浮かぶ島だ。「やっぱり北海道じゃないか」と言われるかもしれないが、ここの求人情報を見つけたのはたまたまだった。ちなみに、奥尻島を訪れたことは一度もない。

病院のホームページには、「病院の特徴」としてこう書かれている。

「人口約2，300人の離島にある唯一の医療機関として、外来においては医療全般から、住民健診や予防・福祉・介護等の地域ケア及び救急告示病院として、一年中、患者様の受け入れ体制を取ってります。」（原文ママ）

なかなかハードな労働環境のようだが、ここで働けば、私でも「一隅を照らせている」と思えるかもしれない。さらに院長による病院の紹介がよかった。それは、「奥尻島は北海道道南の江差《えさし》町から西北61㎞の日本海に浮かぶ絶海の孤島です」という一文から始まるのだ。一般的に、過疎地や離島の病院や診療所は、そこで働こうかなと考える人たちの心理的なハードルを下げるためにか、ホームページでは地域の生活のしやすさや都市部からのアクセスの良さを強調しているところが多い。「学校やお店などもそろっており、生活には不便はありません」「近くの空港からは東京便が毎日出ており、学会出張などしやすい環境です」といった具合だ。そこでいきなり「絶海の孤島です」などと言われると怖気《おじけ》づく人が多いはずなのに、私にはその率直さがとても好ましく感じられた。また、自分の未来が「絶海の孤島で働いている」というのもたいへんドラマチックに思え、「よし、明日にでもここの職員募集のアドレスにメールをしよう」と考えていた。

しかし、結局、私は奥尻島の病院にはメールをしなかった。そして、そのあと求人情報を見つけたむかわ町穂別診療所に、問い合わせメールを送ったのだった。

なぜ私は、「絶海の孤島・奥尻島」の医療機関ではなくて、穂別診療所に連絡したのだろうか。

その理由を説明するためには、ちょっとだけ長い昔ばなしをしなくてはならない。ここからしばらくは、その話を聞いてもらうことにしよう。

第3章

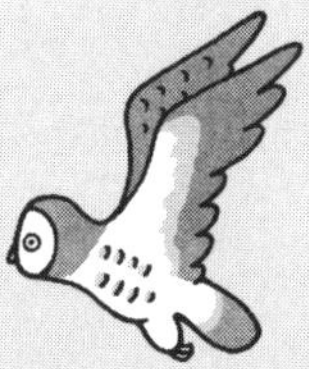

ちょっと昔ばなし

科学好きの女の子が精神科医になるまで

再び2019年の話　恐竜に救われた

まずはもう一度、母が亡くなった頃の話に戻りたい。

母が亡くなったのは2019年7月30日で、ちょうど学校も夏休みの期間だった。実は葬儀の3日後にあたる8月4日から、弟とその妻、当時、小学生だった姪の一家が、札幌から東京に遊びに来ることになっていた。家族旅行の目的のひとつは、横浜アリーナで開催されていた「ウォーキング・ウィズ・ダイナソー　ライブエクスペリエンス」という恐竜が登場する科学エンターテインメントショーであった。それを私もいっしょに見ることになっていたのだ。

母親の葬儀がすんで東京に戻る前、弟に「来週だよね。さすがにやめようか」ときくと、弟は5秒くらい考えて、きっぱりと「いや、やっぱり行くよ」と言った。

「母親が亡くなって、警察にも疑われて、なんだかさんざんな目にあった。なんか別のことした方がいいよ。おまえもオレも」

それを聞いて私も「その通りだ」と思い、「わかった。待ってる」と答えた。これも「いつまでも泣いてちゃダメ」「人生を楽しまなきゃ」という母の〝遺言〟を守ることになるかもしれない、という考えも頭をよぎった。

さてここで、「ウォーキング・ウィズ・ダイナソー ライブエクスペリエンス」についてちょっと説明しよう。これは、1999年にイギリスのBBCと映像制作会社インポッシブル・ピクチャーズによって作られたドキュメンタリーシリーズを元に制作されたショーだ。

元のドキュメンタリーシリーズは、三畳紀《さんじょうき》から白亜紀《はくあき》まで中生代《ちゅうせいだい》を全6回に分けて、それぞれメインの恐竜や古生物を設定し、彼らを主人公としながらその時代の他の生物や環境を再現する、というスタイルを取っている。当時の最新の学術的知見も盛り込まれた質の高さと迫力ある恐竜の再現映像が評判となり、イギリスでの放送のあと世界213か国で放送され、視聴者数は計7億人以上を記録したと言われる。日本では、古舘伊知郎《ふるたちいちろう》氏が司会役となって放送された。

このテレビシリーズが、2007年になって舞台化された。オーストラリアの制作会社がテレビ版のストーリーに従って、「アニマトロニクス」という技術を用いて実物大の恐竜模型を動かすショーを制作したのだ。これも大評判となり、世界各地で上演されて2010年、2013年には日本でも開催されている。

2019年6月のことだった。このショーの日本ツアーがみたび行われる、というポスターを、私は通勤の乗り換えで通る品川駅構内で目にした。古舘氏が司会をするテレビ版を見た記憶はうっすらとあるが、内容までよく覚えていない。ただ、ちょうどその頃は恐竜への関心が高まっていたので、ティラノサウルスの迫力いっぱいの姿が描かれたポスターを何度も見るうちに、次第に「これは行かなければ」と思うようになった。そこで弟を「姪っ子の夏休み旅行も兼ねてどうかな」と誘うと、「行く」と言う。チケットを買ったのは、もちろん母が亡くなる前のことだった。

母の葬儀の数日後に、きょうだいそろって恐竜ショーに出かける。ほかの人にはとても言えない。しかし、母に「驚くのと悲しみは違う」「楽しまなきゃダメ」と言われ、悲しむ暇もないほどの刑事たちからの〝取り調べ〟に参っていた私には、「こんなにうってつけの気分転換はないのでは」と思えたのもたしかだ。弟一家は予定通りの飛行機に乗って羽田空港にやって来て、私たちは待ち合わせて横浜へと向かった。

ショーが始まると、会場の横浜アリーナに作られた大きなステージに〝インディ・ジョーンズ〟のような姿の古生物学者が登場する。彼が時空を超えたガイドとなって、中生代の世界を案内してくれる、という設定のようだ。

それから次々に登場する恐竜たちには、からだの一部がメカで動く巨大なタイプもいれば、人間が中に入ってデリケートな動きを作り出す小型タイプもいた。私はあっという間にステージ上で繰り広げられる物語にひき込まれ、巨大恐竜の咆哮に「うわっ」と驚いたり、小型恐竜のコミカルな動きに「アハハ」と笑ったりした。なんだか子ども時代に戻ったようだった。

横の座席に目をやると、弟やその妻も、もちろん小学生の姪っ子も楽しそうな表情をしている。とくに理科好きの姪っ子は、恐竜が登場するときだけではなく、古生物学者が当時の自然環境などについて解説するときも真剣な表情で聞き入っている。その科学的な説明は具体的でわかりやすく、おとなの私にも十分、新鮮で興味深いものであった。

私は心から「来てよかった」と思い、大きなティラノサウルスがステージから上半身を突き出し、牙をむき出しにして客席に挑みかかるような動きをする際には、「ありがとう、ありがとう」と古代の生きものたちに感謝したい気持ちでいっぱいになったほどだ。

とはいえ、恐竜ショーには絶対にハッピー・エンドとはならない、という宿命がある。それは、いまから約6600万年前、白亜紀と呼ばれる時代の末に、ほとんどの恐竜が突如、地上から姿を消したからだ。

これは、「大絶滅」と呼ばれている。実は、古生物学の研究で、地球上では計5回の「大絶滅」が起きたことが明らかになっている。一度目は4億4300万年前のオルドビス紀末の海洋生物の絶滅、二度目は3億6000万年前のデボン紀末の全生物の75%の絶滅、さらに2億5000万年前のペルム紀末には史上最大とされる、地球上の生物の90%が消えるという三度目の大絶滅が起きた。さらに2億年前、三畳紀末には四度目の大絶滅が起き、そして6600万年前の白亜紀末、五度目の大絶滅では恐竜が地上から消えることになったのである。

ショーのステージのスクリーンに、巨大隕石が地球に衝突する様子が映し出された。近年の研究では、いまのメキシコ・ユカタン半島に落ちた隕石によって、地球の気候が大きく変わって気温が大幅に下がったり食料となる植物が消えたりした結果、地上の覇者として歩き回っていた恐竜たちがいなくなってしまった、という学説が有力となっている。

恐竜の大絶滅は、誰がどのように描こうとも、寂しく悲しい話である。以前、SNSに、恐竜好きの息子が「恐竜は絶滅して今はもういない」という事実を知ってひと晩泣き明かしたというエピソードを投稿していた人がいたが、それはもっともな話だ。

ステージからも恐竜たちが消え、私は「ものごとにも命にも終わりがある」という、まさに自分が体験したばかりのできごとを目の当たりにした。同時に「母親の命も消えたんだ」と思い知り、涙があふれそうになった。

ところが、そのときである。インディ・ジョーンズばりの古生物学者が、大きな声で言ったのだ。

「さあ、空を見て！　ほら、鳥たちが飛んでいる！　恐竜から進化したといわれる鳥たちが、大空いっぱい自由に飛んでいる！　恐竜はそこに生きているんだ！」

セリフは正確ではないが、だいたいそんな内容だったと思う。スクリーンには、群れをなして空を飛び回る鳥たちのシルエットが映し出されていた。

「恐竜から鳥類へと進化した」という学説は、いまでは子どもでも知っている常識となりつつある。私も何かで読んで、そのときは「へえ、そんなものか」と思った。ただ、ショーで恐竜の大絶滅に泣きそうになっていた私は、鳥の映像を見て「そうか、恐竜は生きている！　大空を飛び回っている！」と心の底から感動し、「恐竜よ、鳥よ、ありがとう！」と拍手を送りたくなったのだった。

ショーのあと、弟一家とは会場近くの中華料理店で食事をして、そのまま彼らは宿泊先のホテルに向かい、私は電車で自宅に戻った。

——母の葬儀の数日後に恐竜ショーを見て、弟たちと中華料理。なんだか無茶苦茶だった。でも私らしいとも言える。これでいいんだよね。

自分に言い聞かせて、その夜はぐっすり眠った。眠りに落ちる前、私の頭の中にもうひとつの考えが浮かんだ。

——恐竜に救われたな。こんなことってあるんだな。

実は、その「こんなこと」には二度目が待っていた。それから1か月と少しあと、私はもう一度、恐竜に救われることになるのだ。

それは、上野の国立科学博物館で開催された「恐竜博2019」に出かけたときに起きた。そこで、むかわ町穂別から発掘された「カムイサウルス・ジャポニクス」の全身化石と復元骨格模型に出会ったのだ。それは、私が「穂別」という固有名詞を知った瞬間でもあった。

わりと昔の話　科学が好きな小学生

ここで2019年のカムイサウルスとの出会いについて語る前に、さらに昔ばなしをさせてほしい。それを省略すると、「なぜ母親が亡くなったばかりなのに『恐竜ショー』や『恐竜博』に次々、出かけようとしたのか」という理由を説明できないからだ。

気恥ずかしさもあってこれまであまり書いたり話したりしてこなかったのだが、私は子ども時代、理科や科学がけっこう、いやかなり好きだった。

北海道小樽市ですごした小学生時代、私は小樽市青少年科学技術館（通称・科学館。現在は博物館に統合されて閉館）の「ジュニアクラブ」に入っていた。

月に2回の土曜の午後、小樽市の小学校の児童を対象にして開催されていたこのクラブでは、学芸員の指導で理科の簡単な実験や実習をする。もちろん小学校の理科でも実験はあったが、ジュニアクラブではもっと楽しい内容が多かった。たとえば重曹とクエン酸を水に溶かして発生させた二酸化炭素をビンの水に入れてサイダー水を作って飲んだり、鉱石ラジオを組み立てて持ち帰ったり、それほど斬新ではないが子どもごころにはウキウキするようなプログラムが多かった記憶がある。日ごろは会うことのない他校の子どもたちといっしょに、いつも空気がひんやりしていた実験室であれこれ作業をし、何でも知っている学芸員にいろいろと質問をするのは、小学校ですごすのとはまた違う時間であった。「理科は私をおとなにしてくれる」と思った。実習や解説が終わったあと、ひとりで博物館のそばにある牛乳屋さんに寄り、おいしいソフトクリームを食べるのも楽しみだった。

どうしてこのジュニアクラブに入ることになったのか、きっかけはよく覚えていない。ひとつ思い当たるのは、当時の小樽では夏の海でのスイミングや冬のスキーなどのスポーツ活動が盛んで、ただし私は運動が苦手だった、ということだ。「小樽ジャンプ少年団」などレベルの高い校外のクラブに属する子どももけっこういたのだが、それを見ているうちに、「私も何かしたい。じゃ科学館に通おうか」となった気がする。

このジュニアクラブとともに印象に残っているのは、小学校の図書館で『少年少女科学名著全集』(国土社)を読み耽《ふけ》っていた幸せな時間だ。たしか5年生から6年生にかけてのことだったと思う。

いまは廃校になってしまった母校・小樽市立量徳《りようとく》小学校には、校舎からわたり廊下でつながる洋館風の独立した図書館があった。天井が高く、2階が回廊式の書棚になっていた館内はいつも薄暗く、いま思うと本を読むにはやや明るさが足りなかった。また、所蔵している本には古いものが多く、いつ行っても利用している児童はそれほど多くなかった。とくに暗い奥の書棚から少しほこりのにおいのする本を取ってきて、なるべく隅の席に座ってそれを開く。たいていの場合、読むのは『少年少女科学名著全集』の一冊だった。

1964年から1965年にかけて20巻が刊行されたこの全集には、次のような読みものが収載されていた。

「ロウソクの科学」（ファラデー）、「月世界到着！」（ツィオルコフスキー）、「宇宙をつくるものアトム」（ルクレチウス）、「たこと雷」（フランクリン）、「昆虫記」（ファーブル）、「動物記」（シートン）、「原子と人間」（湯川秀樹）、「茶わんの湯」（寺田寅彦）、「望遠鏡で見た星空の大発見」（ガリレオ）、「書物の歴史」「時計の歴史」「燈火の歴史」（イリン）、「微生物を追う人びと」（クライフ）。

いま見ても、実に魅力的なタイトルばかりだ。この全集は絶版になっており、なんとかして復刊できないものだろうか、というのは、私の人生の夢のひとつである。もちろん、現在の科学からすると古すぎていたり否定されたりしている内容も多いだろうから、そのまま復刊するというわけにはいかないだろう。ただ、「科学の基本的な楽しさや発見の驚き」は、21世紀を生きる子どもたちにも十分、伝わるのではないか。少なくとも「20世紀を生きる子ども」だった私は、先人たちが書き残してくれた科学読みものの世界にどっぷり浸り、科学館のジュニアクラブにいるときと同じことを思った。

――理科は私をおとなにしてくれる。

多くの読みものの中でもとくに印象的だったのが、古代ローマの詩人ルクレティウスが書いたとされる「宇宙をつくるものアトム」（国分一太郎編、第4巻収録）だ。
この全集の著者で2番目に古い時代の人は16世紀のガリレオなのだが、いちばん古いルクレティウスとなると、いきなり紀元前1世紀にまでさかのぼる。その意味では「宇宙をつくるものアトム」はこの全集でも異色の一篇なのだが、ほかは散文なのにこれだけ詩の形を取っているというのも驚きだった。そして、何よりすごいのはその内容だ。書き出しの2行からして、10歳をようやく超えたばかりの私には強烈すぎた。

「ものはどこからでてきたか。
ものはなにからできてるか。」

そして、月や日、大地、植物、動物、子どもやおとなとあげたあと、ルクレティウスは言う。

「人々は、
このようなものは、
神がつくったと思っている。

このようなもののすべてを、
神が人間のためにつくったと、
思いこまされている。」

「えっ、思いこみなのか」とドキリとする。その先を読もう。

「神が万物をつくったのではない。」

ここにはたいへんな秘密が語られている。子どもながらそう感じた。それまで読んだ多くの本には、「世界は神さまがつくった」「何か大きくてすばらしい力が働いてこの地球が生まれたのです」などと書かれていたからだ。

でも、もし神がつくったのではないとするならば、世界やそこにあるさまざまなものや生きものはどうしてできたのだろう。ルクレティウスは、はっきりとその答えを書いている。

「『万物はアトムからできている』」

小学生の私は、自然のすべてのものをつくる何か、それ以上、分けることのできない最小の単位が「アトム」と呼ばれることを、古代ローマの詩人ルクレティウスに教えられた。「原子核と、そのまわりを回っている電子が原子」という近代科学の原子について知ったのは、もっとあとのことである。そのときはとにかく、ものの素材は、同一のアトム。それがどんな配列で置かれて、どんな運動をしているかで、どんなものができ上がるかが決まるだけなのだ、と書かれたルクレティウスの詩を読んで、「世界の秘密」を知ってしまったのだった。図書館で私は、だんだん怖くなってきた。

——これ、本当に古代ローマの詩なの？　誰かがいたずらして、私が読む本に恐ろしい「世界の秘密」を書こうとしたんじゃないの……？

からだが震えるような恐怖を感じながらも、本を閉じることはできない。ページをめくっていくと、こういう箇所が現れた。

「太陽の光線が、
くらい家のなかにさしこむときを、
よく見たまえ。

多くの小さな物質が、
種々のぐあいに、
さわぎあっているのを見るだろう。（中略）
そして、ちょうどこのようなことが、
アトムにも、
目にこそ見えないが、
かくれひそんでいるのである。」

これもまた別の「世界の秘密」なのだろうか。そこまで読んでふと本から目を上げた私は、思わず息を呑んだ。目の前で、まさにいま読んだ通りのことが起きていたからだ。図書館の窓にはいつも黒く厚いビロード素材のようなカーテンが引かれ、室内は蛍光灯で明るさを保っていた。そのカーテンのすき間から差し込んで来るひとすじの光の中に、うごうごと小さな糸のような粒のような何かがひしめき合っているのが見えたのだ。ゴミクズのようだが、それらは決して地上に落ちようとはせず、空中で上ったり下ったりしている。

——この本に書かれている通りだ！　ローマ時代にルクレティウスが見ていたのと同じ

光景を、私はいま見ている！

これはもちろん、空中のほこりが「ブラウン運動」しているのが見えただけなのだが、当時の私はそんな言葉は知らなかった。

植物学者ロバート・ブラウンが水中の花粉を顕微鏡で観察し、花粉が示す不規則な運動を発見したのは1827年のことだ。さらにアルベルト・アインシュタインがこのブラウン運動は「熱運動する分子の不規則な衝突によって引き起こされている」という論文を書くのは1905年になってからだという。それより2000年も前に、ルクレティウスは目に見える微粒子の不規則な運動と同じことが万物のもととなるアトムでも起きているだろう、と直感的に〝予言〟したのである。

この巻の末尾にある全集編集責任の科学史研究家・板倉聖宣《きよのぶ》氏による解説が、すべてを物語っている。

「ルクレチウスの本は実験的に原子の存在が確認されるよりもはるか大むかしに書かれたものなのに、現代の原子論の考えかたとおどろくほど一致しているのです。このことは、現代の小中学生や一般の人々にひとつひとつ実験的な証明を示すことができなくても、生き生きした原子のイメージをえがかせることができる可能性を示しているともいえましょう。そして、ルクレチウスの本は、広い視野から宇宙について正しい見通しをもつような哲学的あるいは詩的な思索が科学にとっていかにたいせつなものであるかということを教えるのに、またとない本であるともいえるのです。」

「ルクレチウスの詩を読むと、あまりにも現代的で、訳編者が勝手に現代的に書きなおしてしまったのだろうと思われて、これがほんとうに二千年も大むかしに書かれたものだとは信じられないかたもあると思いますが、そのようなことはありません。現代の日本人にわかりやすいことばにはしてありますが、それぞれの考えかたは原文のままなのです。」

とにかく小学生の私は、図書館で読んだこの「宇宙をつくるものアトム」に大きなショックを受けた。なぜだかはわからないが、「これは秘密なんだ。ここに書かれていることや、とくに目の前で本に書かれている通りの光景を見たことは、誰にも言ってはいけない」と思いながら、小学校を卒業した。そして、他の本を読む中で、「そうか、あれは『ブラウン運動』だったのか」「現代の原子論はこうなっているのか」と確認したり、自分の中でルクレティウスの言葉をちょっと反芻《はんすう》したりしながら、中学へと進んでいったのである。

古生物学や天文学に親しんだ中学時代

中学に入ると、小学校では図書館にこもりがちだった私の行動範囲も、関心の対象も少しずつ広がっていったが、相変わらずひとりになると科学の本をよく読んだ。そこで出会ったのが、小樽出身の古生物学者・井尻正二《しょうじ》である。

1913年、大正2年に小樽の名家に生まれた井尻は、中学までを小樽ですごしたあと上京。母方の親族の影響で古生物学を志すようになり、東京府立高等学校卒業後は東京帝国大学理学部地質学科に進む。卒業後も大学院や東京科学博物館（現・国立科学博物館）などで化石の発掘、研究に打ち込んだ井尻だが、次第に、古生物学は「研究・普及・条件づくり」を三位一体《さんみいったい》として進めなければならないと考えるようになる。井尻は研究室に閉じこもる学者というタイプではなく、科学の普及啓発や社会と学問の良い連携を考えるプロデューサー的な人だった。

井尻の代表作でもある岩波新書の『化石』（1968年）を紹介しながら、著述家の松岡正剛《せいごう》氏はこう書いている。これは中学生のときにではなくずっと後に読んだものだが、井尻を知るよいエピソードなので引用しておこう。

「井尻さんはこのように化石をめぐって自然科学の総体が大きく動いていくということを、当初から察知していた。その大きく動く科学ムーブメントを日本におこそうとしていた人だった。地団研（地学団体研究会）の活動もそのひとつだ。

著述活動も広にわたる。刊行順にいうと、『古生物学論』（平凡社）、『マンモス象とその仲間』（福村書店）、『自然と人間の誕生』（学生社）、『お月さまのたんけん』（麦書房）、『地球のすがた』（偕成社）、『人体の矛盾』（築地書館）、『文明のなかの未開』（築地書館）、『ぼくには毛もあるヘソもある』（新日本出版社）など、子供向けも文明人向けも含めて、かなりのペンをふるってきた。」（ウェブサイト「松岡正剛の千夜千冊」「１０５０夜　分理篇」）

私が好きだったのは、１９４８年に野尻湖湖畔にある旅館の主人が発見した化石から始まり、専門家ではない人たち、全国から集まったおとなや子どもまでも加えて行った大規模発掘調査について記した『ナウマンゾウの夢』（共立出版、１９７７年）である。

中学から高校時代の私は、同郷ということもあり、井尻正二をひそかに尊敬していた。またこれもルクレティウスの余韻なのか、詩にも興味を持つようになった。実は井尻は、北海道出身の詩人・吉田一穂《いっすい》の本格的な研究家としても知られている。高校生になると、私は吉田の詩もいくつか読むようになった。
シベリアなどから飛来して北海道などで冬をすごし、春には北に戻っていく白鳥をモチーフに、またタイトルにもした一篇は、いま読んでも気持ちが引き締まるような言葉の結晶だ。さらにそこには、井尻正二やルクレティウスとも通じる〝科学のかおり〟も漂っている気がする。

「未知から白鳥は来る。
日月や星が波くぐる真珠海市《かひやぐら》。
何処へ、我れてふ自明の眩暈《めまひ》……」
（吉田一穂『詩集白鳥』〈南柯書局、1975年〉所収の「白鳥」より）

井尻正二は1970年代、地球の表面を覆う岩盤（プレート）はゆっくりと動き続けており、それによって大陸の隆起や地震、火山活動などが起きているとする「プレートテクトニクス論」に強く異議を唱えたそうだ。その結果、日本の地球科学は世界から後れを取ることになったとして、井尻はいまだに批判されることもあるらしい。なぜ井尻が当時、専門家以外の人からも注目を集めたダイナミックなこの理論に反対したのかは知らないが、

10代の私は「地球は生きてるんだ」とワクワクしたのを覚えている。

1970年代は、いまでは子どもでも知っている「ブラックホール」がはじめて天文学や宇宙物理学の世界に実際に登場した頃でもあった。現在の『日経サイエンス』の前身、月刊『サイエンス』の1972年7月号には、イギリスの理論物理学者ロジャー・ペンローズの「宇宙の謎〝ブラック・ホール〟」という一般向けの論文が載った。父親はなぜか『サイエンス』を定期購読していたので、私もリアルタイムでこのペンローズの短めの論文を読んだ。いま思うとずいぶん生意気な子どもだったと思うが、学校での毎日になんとなくなじめなかった私にとって、プレートテクトニクス論やブラックホールは恰好の逃げ場であったのだ。

——恒星には寿命があり、とくに質量が大きい星は膨脹を続けて最後は超新星となって爆発する。そしてそのあとは、光を含めたすべての物質を呑み込むブラックホールとなるのである。一度、そこに呑み込まれたものは、二度とブラックホールの外に出ることはできない。

私は学校でもよく目を閉じて、こんな文章を心の中で唱えては、宇宙のどこかにあるブラックホールのことを考えた。ちなみにペンローズは2020年になってノーベル物理学賞を受賞したが、その記念に『日経サイエンス』（2021年1月号）は1972年の彼の論文を再掲載したので、私は久しぶりに〝再会〟することができた。

高校で上京、はじめての下宿生活

中学を卒業した私は、親元を離れて東京の高校に進学することになった。それも今から考えると大胆すぎる決断だが、「東京の高校でこれを学びたい」という目標があったわけではない。同じ中学でいつも成績がトップだった男子生徒が、「東京学芸大学附属高校は、ほかの国立大学附属高校とは違い、通学地域の制限がない。そこを受験しようと思う」と言っているのを聞いて、「へえ、そんなところがあるんだ。じゃ私も受けてみようかな」と思ったのがきっかけだった。

あともうひとつ、母親は私に文系の女子大に行ってもらいたいようだ、というのが薄々わかっていた。このまま家にいると札幌あたりの文系私大に進学させられることになりそうで、それはなんとしても避けたかった。どこということはなかったのだが、将来は外国などとにかく遠いところに行きたい、と漠然と感じていた。そのためにも、まずは北海道を離れて東京に行く必要がある、と思ったのだ。

「東京の高校に行きたい」と言い出した私に両親は驚いたようだが、合格するわけはないと思ったのか、「受かったら行ってもいいよ」と安請け合いをした。当時の東京学芸大学附属高校は男女同数を募集していて、受験者の多い男子より女子の倍率はずっと低かった。そのため、同じ中学の優等生男子は不合格、私は合格という〝椿事《ちんじ》〟が起きた。

その入試は北海道の公立高校より早い2月に行われたので、両親は「一応、近くの公立も受けなさいね」と言ったが、私は「行かないかもしれないのに受けて合格したら、その分、不合格になる人が気の毒だ」というもっともらしい理由で受験を拒んだ。正直に言えば、「ああ、高校入試はもう終わった」と気がゆるみ、もう一度、受験する意欲などまったくなくなってしまっていた。

東京学芸大学附属高校には、毎年かなりの地方出身者が入学してきていた。生徒の寮はなかったが、近くには食事つきの下宿がいくつかあり、そのうちのひとつに部屋を借りることになった。

夫を亡くした女性が自宅の空き部屋を利用して営んでいたその下宿は、入居者は女性限定で、私のほかに短大生と新社会人の女性が部屋を借りていた。家を出るときと戻ったときには居間にいる大家さんに声をかけ、食事の時間はなるべくみんなでいっしょに食べるというそこでの生活は、ひとり暮らしというより、親戚の家に身を寄せている感じで自由度は低かった。ただ、食事のあと青森から来た短大生の部屋に寄り、あれこれおしゃべりをしたりテレビドラマを見たりするのはとても楽しかった。

自分の部屋に戻ると、安部公房《こうぼう》、吉行淳之介から三島由紀夫まで、戦後の日本の小説を片っ端から読むことに時間を費やした。「勉強は?」ときいてくる親がいないのはこんなに快適なのかと思い、ホームシックになることもなかった。

必然的に勉強の方はかなりおろそかになってしまい、テストの成績も低迷しがちだった。しかし、「とにかく生徒の自主性にまかせる」という方針の高校なのでそのまま進級し、いよいよ3年の冬が来るというときに、クラス担任は「内申書はたくさん書いておいたから、あとは各自が必要な部数を事務からもらって受験してください」と言い残して、海外長期視察に出かけてしまった。その前の保護者面談で、母親は「実家は医院なんですよね?　じゃ、文系学部に進んで医者のお婿さんを探す手もありますね、アハハ」と冗談めかして言われた、と話していた。

そのような具合できちんと進路について考えたり相談したりもしないまま、私は「同じ小樽出身だし、井尻正二のように東京大学理学部地学科に進めばよいのか」と考えた。とはいっても、化石発掘に行っていたわけでも天体観測をしていたわけでもない。まして猛烈に受験勉強をすることもなく、せいぜいたまに天気図を描いてみるくらいで、あとはもっぱら小説や詩などを読んですごしていた。それにもかかわらず、「自分は地層や海洋の観察をしてダイナミックな仮説を導き出す研究者になるんだ」と思いこんでいたのだから、なんともいいかげんな話だ。そして、そんなぼんやりした思いの中で東京大学を受験し、あっさりと不合格になった。

現役時代は他の大学の併願はしなかったのだが、1年間の浪人生活を経て再び受験するとき、母親から「これ以上の浪人はさせられないから、今度は私立大学も併願しなさい。でも、私大理学部卒じゃ就職できないだろうから、薬学部か医学部か、資格が取れるところにしてちょうだい」と言われた。

私はそれまで、薬剤師や医師になることなど考えてもみなかったので、母親にそう言われてもまったくピンとこなかった。相変わらず受験勉強はあまりしていなかったが、「まあ今度は受かるだろう」と根拠もなく思っていたので、母親のすすめに従って私立大学の薬学部や医学部も受けた。

結果は、また東大は不合格だった。さてどうする、ということになり、両親に「もう浪人はダメ」と言われて、合格していた私立大学の中から東京医科大学に入学手続きをすることになった。なぜ東京医大にしたかはよく覚えていない。新宿にあって当時の住まいから通いやすそうだったから、という気がする。

――私は、理学部じゃなくて医学部に入るんだ。つまり、医者になるということなのかな？　この私が、医者に……？

私にとっては、まさに青天の霹靂《へきれき》であった。

科学との別れ、ポストモダンとの出会い

父親は自分が医者であるにもかかわらず、私には科学を学ぶ研究者になってほしいと思っていたらしく、娘の受験結果に心底ガッカリしている様子だった。母親は母親で、そんな父親の態度に「自分と同じ職業につくのにそんなに落ち込むなんて」とカリカリし、私にも「まさか、本当に私立医大に行くなんて思ってなかった。こんな高い授業料、どうやって払えばいいの。貯金を全部切り崩すしかないわ」と文句を言った。そう言われても、私自身、「医者になるなんて考えてもみなかった」という驚きというか絶望感でいっぱいで、家族にとってその年の春は地獄さながらであった。

東京医大に入学したあともなかなか大学になじめなかったこともあるが、それよりも「あんなに科学が好きだったのに門戸を閉ざされた」というショックの方が大きかった。私は、「もう化石、地層、天体のことは二度と考えないでおこう。それらは私の人生と関係のないものだったんだ。科学から〝あなたとは絶交だ〟と言われたんだ」と思い、愛読していた科学雑誌や書籍の多くを捨てた。まだ20歳にもなっていなかったのに、「私の人生は失敗に終わったのだ」と確信して、「あとは余生だ」とも考えた。そんな姉の姿を見て、弟は「まあ、来世でがんばれよ」などと冷笑していた。

とはいえ、不本意ながら入学した私立医大時代も、ただひたすら暗いばかりであったわけではない。

1960年生まれの私が高校生だった1970年代後半、そして大学に入学して間もなく始まった1980年代前半は、世界や日本でさまざまな新しい文化が花開いた時代だった。「科学に見捨てられた」という点では失意のうちにあった私も、「ポストモダン」と呼ばれるその文化的潮流にのめり込む幸せな時間をすごせたのは、いま考えても本当に幸運だった。

その中でも私を鼓舞してくれた本として忘れられないのは、『エピステーメー』という雑誌の臨時増刊号として出た、縦長の判型の薄いペーパーバック『リゾーム』（朝日出版社、1977年）だった。編集者の中野幹隆氏も翻訳をしたフランス文学者の豊崎光一氏もいまはすでにこの世の人ではないが、『リゾーム』以降もこのふたりの編んだ本や著作には常に励まされたり慰められたりしてきた。

『リゾーム』の終わり近くにはこうある。

「nで、nマイナス1で書くこと、スローガンで書くこと——リゾームになり根にはなるな、決して種を植えるな！　蒔くな、突き刺せ！　一にも多にもなるな、多様体であれ！　線を作れ、決して点を作るな！　スピードは点を線に変容させる！　速くあれ、たとえ場を動かぬときでも！　幸運《シャンス》の線、ヒップ《アンシュ》の線、逃走線。（中略）短い観念を持て、地図を作れ、そして写真も図画も作るな！　ピンク・パンサーであれ、そしてあなたの愛もまた雀蜂と蘭、猫と狒狒のごとくであるように。」（G・ドゥルーズ＋F・ガタリ著、宇野邦一ら訳『千のプラトー　資本主義と分裂症』〈上、河出文庫、2010年〉所収の「序——リゾーム」より）

この『リゾーム』を書いたのは、哲学者のジル・ドゥルーズとフェリックス・ガタリというふたり組だ。「リゾーム」とはもともとフランス語で「地下茎」のことらしいが、ドゥルーズらはこの単語によって、既成の秩序や序列、階層、中心と周縁、構築された静的なモデルといった構造からの逸脱ともっと新しくて自由で動的で神出鬼没なあり方や関係性への飛躍を呼びかけているのである。こんな文章を読んで、元気にならないわけはない。

受験浪人から医大に入学して「私の人生はもう失敗」などと言って屈折していた頃、私はこの『リゾーム』を何度、読み返したかわからない。そしてそのたびに、目の前にそびえる科学の世界の入り口で門前払いをくらったかもしれないが、だからといって「もうおしまい」かどうかはわからない。どんな分野や話題にも思うままに首を突っ込んだり語ったりしたっていいはずなんだ、と一縷《いちる》の望みを抱いたのであった。

そして、受験浪人生活を送っていたとき、もうひとつの衝撃的な出会いがあった。ちょっとしたきっかけでYMO（イエロー・マジック・オーケストラ）の2枚のアルバム『イエロー・マジック・オーケストラ』（1978年）と『ソリッド・ステイト・サヴァイヴァー』（1979年）を聴いたのだ。それまで私は、音楽といえば主にショスタコーヴィチ、ドビュッシー、ラヴェルといったいわゆる「20世紀のクラシック」と一部の民族音楽しか聴いておらず、ロックやフォーク、歌謡曲などポピュラーミュージックにはほとんどなじみがなかった。

ＹＭＯの楽曲もポピュラーミュージックに分類されることはたしかだが、クラシックや民族音楽好きの私もすんなり聴けた。ロックやシャンソンなどこれまで聴いたことのあるポピュラーソングにも重なっていた部分はあるが、実験的な要素も多く、どのジャンルにも分類しきれるものではない、なんだこれはすごいじゃないか、と興奮した。

メンバーは、ワールドミュージックにも精通するロックミュージシャンの細野晴臣氏、海外での評価も高かったサディスティック・ミカ・バンドのドラマーも務めた高橋幸宏氏、そして東京藝術大学音楽学部作曲科で本格的に楽理を学んだ坂本龍一氏の3人だ。

それぞれがすでに多くの実績を持つミュージシャンだが、ＹＭＯで活動するときは個人の色は薄まり、どの曲も作詞作曲のクレジットはあるものの「ＹＭＯとして作った」というスタイルを取っている。曲の解説などもほとんどつけられておらず、メッセージ性も希薄だ。どう聴いてどう解釈するかは、聴く側に全面的に委ねられていた。

ドビュッシーやラヴェルなど近代のクラシックが好きだった私は、いわゆる現代音楽とされるジョン・ケージや武満徹氏らの作品も多少は聴いていた。ＹＭＯはそれを若干、聴きやすくしてボーカルも入れた音楽、という風にも聴こえたが、すごいと思ったのは、これがファインアート（純粋芸術）ではなくて商業芸術、ポピュラーミュージックとして世に出され、ヒットしていたことだ。なんというか、〝高尚〟な芸術やマニアの世界にとどまらず、そのドアが広くオープンされている、と感じたのだ。ファッショナブルでフォトジェニックな出《い》で立ちの3人は、さまざまな雑誌メディアや映像メディアにも登場し、YMOとその音楽は瞬く間に〝時代のシンボル〟となったのである。

私にとって、YMOの出現やその作品の大ヒットは、ドゥルーズらの哲学とピタリと重なった。「書くこと、リゾームを作り出すこと、脱領土化によって領土を殖やすこと、逃走線をそれが一個の抽象機械となって存立平面全体を蔽うまで広げること」「意味性というものはなく、主体化というものもない――n人で書くこと（個別化されたあらゆる言表行為は支配的な意味作用に囚われたままで、意味作用を行なうあらゆる欲望は支配される主体にかかわる）」（前掲書）といった『リゾーム』のフレーズを、私は呪文のように唱えては相変わらずなじめない医学部の授業に出ていた。

ドゥルーズらは先ほど述べたように「ポストモダン」という文化的潮流の中に位置づけられており、強いて言えばYMOもそうだろう。科学の世界に〝草鞋《わらじ》を脱ぐ〟のはどうやらかなわなかった私であるが、その分、20代、30代はこのポストモダン文化にどっぷりと浸かっていた。20代半ばでなんとか医者になったとき、精神科という専門を選んだのも、ドゥルーズその他の哲学書でいくつかの精神疾患や精神分析の記述になじんでいたからにほかならない。「どうして精神科を選んだの？」という質問もよく受けるのだが、私にとってはほかの選択はありえなかったので、「いやまあごく自然に」としか言いようがない。学生時代にはときどき音楽などを通して知り合った人に「え、医学生なの？　じゃ精神科医になるんでしょ」と言われることがあり、私は我が意を得たりとばかりに「そう、そう！」と答えたものだった。

「香山リカ」誕生

医学生時代、私はいつのまにか雑誌などで「香山リカ」の筆名でコラムやエッセイを書くようになった。それも広い意味で言えば「ポストモダン文化について」ということになる。出版の世界にかかわるようになったのは、高校時代、松岡正剛氏が編集長を務める『遊』という雑誌を読むようになり、読者カードを送ったのがきっかけだった。大学に入ると松岡氏が主宰する出版社・工作舎に遊びに行くようになり、そこから独立して雑誌を作ることになった山崎春美氏の手伝いをすることになったのだ。それもこれも、科学の世界に進むことができず医学部になじむこともできなかった私の〝現実逃避〟だ。逆に考えれば、もし第一志望の大学に受かっていたら、こうして本を書くような人生を送ることもなかったといえる。

雑誌編集部に行って編集作業を手伝ったり音楽を聴いたり、と天文学や古生物学などからはますます遠ざかった私だが、かろうじてSF小説はあれこれ読み、SF映画もよく見た。

SFの中では、20代のときはフィリップ・K・ディックの作品が好きだった。ディックはとても不思議な人だ。アメリカ、とくにカリフォルニアを徹底的に軽蔑しながらも、生涯、そこを離れることはなかったのだ。西海岸の便利な生活、笑顔あふれる家族の生活にいまで言う「フェイク」のかおりを感じつつ、それに抗いがたいほどひかれてもいたのだろう。私は、「この人の気持ちはよくわかる」と思った。

1982年、ディックの名著『アンドロイドは電気羊の夢を見るか？』がリドリー・スコット監督により映画『ブレードランナー』になって日本で公開されたときも、私はすぐ見に行った。原作のイメージからはかけ離れていたが、物語の舞台を夜の歌舞伎町のような雑踏にしたシド・ミードの美術、ヴァンゲリスの音楽、ハリソン・フォードやルトガー・ハウアーらの俳優、なにもかもがすばらしく、「現実なんてもうどうでもいい」と思ったほどだった。「生きる勇気」などとは無関係な映画だが、私はそれから、つらいことがあると家に帰って『ブレードランナー』を見てひととき、その世界に浸ってすごすようになった。

実は、2010年に父親が亡くなったときも、私はSF映画や小説に救われた。母の死去では刑事の捜査により「悲しんでいる場合じゃない」となった私だが、父が亡くなったときは自分でも予想していなかったほどのダメージを受けた。いつまでたっても夜になると涙が出てくる。そんなある日、BS放送で『銀河ヒッチハイク・ガイド』(2005年)というおかしな名前の映画が放映され、私はとくに興味もないままなんとなく目を向けた。

それがまた、最初から最後まで荒唐無稽、奇妙奇天烈な映画だったのだ。SFだというのに、オープニングはイルカが水族館のショーでジャンプする映像で、それにあわせて陽気な男性コーラスが歌い出す。「なんだろう、これ」と思って見ていると、始まりから十数分でいきなり地球が爆発した。「えっ!」と驚いてからあとは、ますます突拍子もない展開となり、なんだか意味がわからないまま物語が進む。そして最後は、「爆発してしまった地球も再生できる」といった結論に落ち着くのだ。おおいに笑いながら見終わったあと、私は「ホンモノとか複製とかあまり関係ないんだ。とにかく一度、失われたものも、こうやって簡単にまた作られるかも、ってことだ」と考えて、ものすごく気が楽になった。

そのあと、イギリスのSF作家ダグラス・アダムスによる小説シリーズを楽しく読んだ。

ディックもダグラス・アダムスもすでにこの世の人ではないが、いまだにその作品が愛され続けているのは、ファンとしてうれしいかぎりだ。

音楽やポストモダン哲学、ＳＦへの現実逃避を繰り返しながら、１９８６年、私はなんとか医者になった。選択したのはもちろん精神科だ。仕事は忙しかったがそれなりにおもしろく、同時に雑誌にエッセイなどを書くことも、これといって深い考えもなく続けていたので、毎日が飛ぶようにすぎていった。

とくに30代後半に勤めていた病院では、仕事の多くを引き受けていた中堅の医師ががんで亡くなってから後任がなかなか見つからず、当直が何日も続いて自宅に帰るのは1週間に一度か二度となった。その頃、住んでいたマンションでは「あの部屋の女性はほとんど帰宅しない。おかしなことをしているのではないか」というウワサが立ち、管理人に呼び出されて根掘り葉掘りきかれたことがある。「毎日、当直しなければほかにやる人がいないんですよ」と言っても「そんな職場があるわけはない」と信じてもらえず、途方に暮れたこともあった。

40代になろうとする頃、神戸芸術工科大学から「大学の教員になりませんか」という誘いを受けた。私に声をかけてくれた学科のトップは、あの『遊』など工作舎の雑誌や書籍のデザインを手がけていたグラフィックデザイナーの杉浦康平氏だ。私は即、承諾し、〝毎日当直病院〟は退職して、医者の仕事は非常勤で精神科外来を続けることとなった。

神戸では毎週3日間をすごし、残りは東京で医者をやる。その生活もそれなりに忙しかったが、デザインや芸術に興味のある学生たちとのゼミは刺激的で、杉浦学科長を交えての会議も真剣さの中にも愉快な雰囲気があり、会議のあとに教員仲間と繰り出す神戸の街でのおいしい食事とともに私は大学ライフをおおいに楽しんだ。

その後、杉浦学科長の定年退職とともに、学部や学科の編成が変わることになったこともあり、私は大阪の帝塚山《てづかやま》学院大学に移った。そして、２００８年4月からは立教大学現代心理学部映像身体学科の教員として、久しぶりに東京に落ち着く生活を送ることになった。

科学との「復縁」

「ところで、最近の宇宙物理学や古生物学はどうなっているんだろう」とふと気になったのは、立教大学に来てしばらくたった頃だった。おそらく、毎週の関西との往復がなくなり、自分なりに余裕ができたのかもしれない。立教大学には理学部があり、なんとなくまた科学が身近になったような気がしたのも大きい。

立教大学に着任したのは、47歳。50代はもう目前だ。大学受験で理学部を落ちて、「科学の世界にはもう縁がなくなった。私の人生は失敗に終わりあとは余生だ」と思ってから、すでに30年もの年月が過ぎ去ろうとしていた。当時は毎年、何冊かの書籍を出したり土日には全国で講演をしたり、ときどきはテレビやラジオにも出たりと、まわりからは「忙しいですね」「ご活躍ですね」と言われることも多かったのだが、「はあ、どうも」とあいまいなほほ笑みを浮かべながらもいつも複雑な気持ちになった。心の中では、「いや、こういう人生を送るつもりはなかったんで。本当は違うことがやりたかったんですよ」とつぶやいていた。

ただ、さすがに50代もすぐそこなのに、「科学は私を見捨てたんだ」などといつまでも思春期の多感な少女のようなことを言っているのもどうなのか、という思いも出てきた。そこで私はついに、２０１０年頃から『日経サイエンス』の定期購読を始めたのである。小中学生のときは家にあった『サイエンス』をときどき読んでいたが、今度は自分で定期購読を申し込んだ。「雑誌を読むくらいどうってことないでしょう」と思われるかもしれないが、「もう科学なんて嫌いだ」とひねくれたまま30年をすごしてきた私にとって、これは一大決心だった。

しかし、届いた『日経サイエンス』を最初のページから読み込む気にはなれず、はじめは医学や心理学など〝いまの稼業〟に近い論文や記事をパラパラ読んだ。宇宙論や量子力学、地球科学などの文章は、タイトルや図版を見るだけでまだ胸がうずいて痛むような気がして敬遠してしまったのだ。

ようやくどのジャンルもこだわりなく読めるようになったのは、2011年になってからだ。その年の3月に東日本大震災が起き、同誌にも地震、津波、原発関連の記事や論文が増えた。そうなると「地球科学なんて見たくない」とも言ってはおられない。「余震はいつ止むのか?」「発見相次ぐ巨大津波の痕跡」といった記事を知的興味からではなく、目の前の現実の説明として夢中で読んだ。やや不謹慎な言い方になるが、強制的にリハビリを受けさせられたようになり、気づいたときには「科学なんてまっぴら」といったこだわりは消滅していたのだ。

とはいえ、10代の頃は「私も井尻正二先生のような研究者に」と夢想しながら読書をしていたが、50代の〝科学との再会〟はその頃とはずいぶん違っていた。宇宙のこと、地球のこと、化石や古生物のこと、時間や空間をめぐる量子力学のことなどについての文章を読むと、やはりある種のなつかしさがかき立てられる。ただそれより、「へえ、今はこういうのが定説になっているんだ。昔と全然違う！」と竜宮城から戻った浦島太郎のような気分になった。そしてもちろん、それらの記事や論文を読むのはあくまで趣味の一環であり、「ルクレティウスに目を啓《ひら》かれた小学生時代に夢見たのとは、ずいぶん違う人生になっちゃったな」というちょっとしたさびしい風も心の中を吹き抜けていくのであった。

話がそこから何年か飛ぶが、2019年に「恐竜ショーや恐竜博に出かけてみようかな」と思ったのは、この〝科学との30年ぶりの再会〟という大きな流れの中のできごとだったわけだ。

第4章

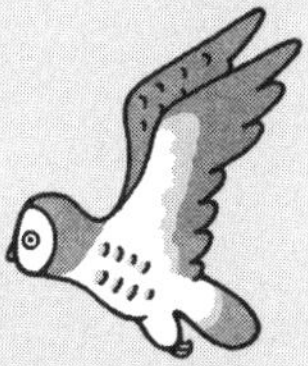

職場決定、決め手は恐竜

「恐竜博2019」

国立科学博物館で開催された「恐竜博2019」に出かけ、はじめてお披露目されたカムイサウルス・ジャポニクスのほぼ全身の化石と復元骨格模型を見た、という話は前にした通りだ。

今度はくわしい話をしよう。あれは、母親が亡くなって1か月半ほどたった2019年9月14日のことだった。この日は土曜日で大学も病院での診療もなかったので、昼頃に博物館がある東京の上野に出かけた。コロナ禍の最中、この博物館の特別展への入場は時間予約制となっていたが、当時はそうではなく、凄まじい残暑の中、長蛇の列に並んでひたすら順番が来るのを待った。相当につらかったのを覚えている。

ところが、中に入り、1969年に発見され〝恐ろしいツメ〟を意味する「デイノニクス」と命名された小型肉食恐竜の全身骨格模型を見た瞬間、すべての疲れは吹き飛んだ。

デイノニクスは二足歩行をする体長2メートルほどの恐竜で、集団で大型草食恐竜を襲っていたということがわかっている。その復元模型は、1頭が空中にジャンプしてそのカギヅメを使って相手に飛び蹴りをしようとしているところを再現していた。このデイノニクスの化石発掘や研究で、「恐竜は動きが鈍い」というそれまでの定説は覆ったという。軽やかに跳躍するデイノニクスの骨格模型を見ていると、もうたいていのことはどうでもいい、という気にさえなった。

そして、いくつかの恐竜の実物化石や骨格模型を見たあと、ついにカムイサウルスの展示スペースに到達した。

北海道で大型恐竜の骨格の8割以上がそろった全身化石が発掘された、というニュースは、私も新聞などで目にしていた。ただ、発掘のくわしい経緯や、その通称が発掘された町の名前にちなんで「むかわ竜」とつけられていたことなどは、まったく知らなかった。その後、これが新種の草食恐竜であることがわかり、恐竜博でのお披露目期間中に「カムイサウルス・ジャポニクス」という学名がつけられたと知ったのは、恐竜博の展示とともに掲げられたパネルによってだった。

カムイサウルスの全身復元模型は、その前の展示室からは見えない角度で展示されていた。ある角を曲がり、専用のスペースに入ると、頭をやや低くし、そこから尾の先までが一直線の右肩上がりになった形の全身復元模型がいきなり目の前に現れる。全長8メートルほどもあるだろうか。短い前脚をほぼ地面につけ、後ろ脚は長くてたくましく、短距離走者がクラウチングスタートを切るときのような姿にも見え、その迫力に私は一瞬、ひるんでしまったほどだった。

しかし、長く伸びた尾の反対側、頭の方に目をやると、今度はそのかわいらしさに不意を打たれる。カムイサウルスの頭は、大きくてなんでも噛み砕きそうな歯を持ったティラノサウルスのそれとはまったく違っていて、とても小さい。さらに、口のあたりはアヒルのような平らなくちばしが伸びた恰好をしており、なんだかユーモラスなのだ。

カムイサウルスの復元模型の足元の床面には、実際の化石が同じ形で展示されていた。全身の8割もの化石が床面に並べられているさまを眺めるだけでも相当な迫力だ。

床の2Dの実物化石、空間の3Dにした復元模型をかわるがわる見ながら、「日本にこんな生きものが眠っていたのか。しかも北海道に……」と私は静かに感動していた。「カムイ」というのはアイヌ語の「神」を意味するが、これぞまさに日本の神、北海道の神、恐竜の神と言えよう。

この恐竜博には、誰もが知っているティラノサウルスや迫力満点の巨大恐竜デイノケイルスなどの復元模型や数々の実物化石も展示されていたのだが、私の記憶に最も残ったのはこのカムイサウルスであった。

「恐竜博2019」は会期中に68万人もの入場者を集めたが、この人数はこの年に博物館や美術館で開かれた特別展の1位だったそうだ。私が訪れたときも会場は子ども、その親、若い人たちのグループ、私のような年配の人などでごった返し、展示のそばのパネルに記されている解説文をゆっくり読む余裕はなかった。カムイサウルスについても「このたび学名がつきました」というパネル以外にもいくつか解説文や映像があったが、人波に押され名残惜しさを感じつつも、あわてて何枚か写真を撮ってその展示コーナーを離れるしかなかった。

カムイサウルスにのめり込む

そのあとも、カムイサウルスのことが心から離れなかった。

新宿の紀伊國屋書店に行った際、古生物学のコーナーに立ち寄り、カムイサウルス発掘までの道のりを関係者の証言でたどった『ザ・パーフェクト──日本初の恐竜全身骨格発掘記 ハドロサウルス発見から進化の謎まで』(土屋健著、誠文堂新光社、2016年)と、それをもとに発掘までを物語化した『漫画 むかわ竜発掘記 恐竜研究の最前線と未来がわかる』(土屋健企画・原案、小林快次監修、山本佳輝・サイドランチ漫画、誠文堂新光社、2019年)を買ったのは、2020年になってからだったと思う。

この2冊には、化石の一部が発見されてから全身が発掘されるまでやその後について、さまざまなことが書かれていた。まず、『ザ・パーフェクト』に書かれていたことから、「むかわ竜」について私が知った情報をまとめてみよう。


「むかわ竜」が発掘されたのは、むかわ町の穂別という地区である。穂別は日本有数の化石産出地であり、地区内には多くのアマチュア化石収集家がいる。

2003年に「むかわ竜」の化石が含まれる岩（ノジュール）を最初に発見したのも、そんな化石収集家のひとり、堀田良幸さんだった。堀田さんは「ワニの化石」と思い、それを譲り受けた穂別博物館の櫻井和彦さんは、恐竜ではなく海生生物の「クビナガリュウの化石」と思ったため、それ以上、ノジュールから化石を取り出すためのクリーニング作業もされずにいた。

2010年、クビナガリュウ研究の第一人者、佐藤たまきさんが穂別博物館を訪れ、その化石のクリーニングをしてほしいと依頼した。2011年に再び穂別博物館を訪れた佐藤さんは、クリーニングがある程度、進んだ化石を見て言った。

「これは、クビナガリュウではありません、たぶん恐竜の骨です」

そして、櫻井さんに北海道大学総合博物館准教授（当時）の小林快次《よしつぐ》さんに相談することをすすめた。

2011年9月、穂別博物館を訪れた小林さんはその化石を見て、「植物食恐竜ハドロサウルス類（科）のものである可能性が高い」と確信した。

堀田さんが掘り出したのはハドロサウルスの「尾椎《びつい》」であるとわかってきた。もしかするとそれ1個しかないのかもしれない。しかし、現場を訪れた小林さんは周囲の調査で「まだ、地層の中にもありますね」と言い、調査の継続が必要と主張した。ただ、小林さんにも、地層中に眠る化石の続きが「尻尾の先側」なのか、それとも「胴体側」なのかはわからなかった。もちろん、胴体側である方が全身像に近づくので望ましい。

雪解けを待ってさらに調査のための発掘をしてみると、堀田さんの化石よりも大きいサイズのものが見つかった。つまり、地中に眠るのは、尻尾の先ではなくて胴体側の骨の可能性が高まったのだ。もしかすると全身化石が見つかるかもしれない。

そこから町にも働きかけて、本格的な発掘を始めることになった。発掘の許可や樹木の伐採、道路の整備などの準備も整え、第一次発掘が始まったのは2013年9月であった。次の年には第二次発掘も行われ、合計で大腿骨、頭骨やそのほかの化石が入っていると思われるノジュール、総重量6トンを回収して、博物館でクリーニング作業が行われている。

2016年7月に出たこの本に書かれていたのはここまでだ。これだけでも十分にドラマチックで、「北海道でこんなことが起きていたのか」と胸が高鳴った。しかもそれらは2010年を中心にして起きたできごとであり、10代のときに井尻正二の本で読んだ化石発掘の話とは臨場感が違う。

『ザ・パーフェクト』の大部分は、サイエンスライターの土屋健さんによる関係者へのインタビューと、北海道の地層や化石の発掘の手順、ハドロサウルス類の解説などで成り立っているのだが、「おわりに」だけは発掘プロジェクトを率いた小林快次さんが自ら書いていた。それはこんな一文から始まる。

「今振り返ると、すべてが運命のように感じる。」

アメリカで学位を取ったあと、いろいろな大学をわたり歩く予定だった小林さんは、思いもよらず北海道大学の教員として長い時間をすごすことになる。そしてそこでさまざまな出会いや偶然が重なって、ついに大型恐竜のほぼ全身の化石が発掘される、という世界的にもまれな成果にたどり着く。同書に登場する人たちの名前をあげながら、小林さんは言う。

「今回のむかわ町穂別の恐竜全身骨格の発掘は、これらの人々が一人も欠けてはいけなかった。そして、このタイミングでなければいけなかった。まさに、運命の発見だった。」

同書を読むと、それが決して大げさな表現ではないことがよくわかる。ただ、そのときの私は「そんなこともあるんだ。ここに登場する人たちはうらやましいな」と思っただけであった。

『ザ・パーフェクト』から3年弱が経過してから世に出た『漫画 むかわ竜発掘記』は、基本的には『ザ・パーフェクト』の内容を漫画で再現しながらも、その後日談が加わっていた。その部分もまとめてみよう。

むかわ町穂別の恐竜には、最初に化石を見つけた堀田さんらにより「むかわ竜」という通称が与えられた。

クリーニング作業は猛スピードで進み、2018年9月4日にその全身骨格化石が体育館に並べられ、報道陣に公開された。その2日後、北海道胆振《いぶり》東部地震が発生。震源地に近いむかわ町は震度6強の揺れに襲われた。むかわ竜の化石は、報道陣に公開後、ただちにひとつひとつ梱包されて穂別博物館の収蔵庫に置かれていたので、奇跡的に無傷であった。

その後、実際の化石に基づいた全身復元骨格が完成し、「恐竜博2019」で公開されることが決まった……。

2018年9月6日に発生した北海道胆振東部地震では、揺れの大きさや震源地近くで発生し多くの人が犠牲となった山崩れもさることながら、北海道全域が停電になるいわゆるブラックアウトが起きて、多くの人が影響を受けた。私の母親も当時は存命で小樽市の家にひとりでおり、やっとつながった携帯電話ごしに「怖かった。でもだいじょうぶよ。何日かは食べるものだってあるし懐中電灯もあるから」という声を聞いたときは、安堵と「かわいそう」という思いで涙がこぼれた。

その3日ほど後に東京から北海道に向かったのだが、その頃には小樽市の実家のあたりはすでに電気が復旧していた。母はいつも通り気丈に振る舞い、「最初の揺れのときはこのまま死ぬのかな、まあ、それでもかまわないわ、と思ったのよ」と話していた。でもそれが強がっているだけだということもわかっていたので、1泊だけの滞在でそんな母親をひとり置いてまた東京に戻るときは、なんとも胸が痛んだ。

それはともかく、むかわ竜は小樽よりずっと激しかったであろう揺れや長く続いた停電も、無傷のままで乗り切ることができたようだった。

『漫画 むかわ竜発掘記』は「恐竜博2019」開催直前の6月に発刊されたので、その会場で発表された「カムイサウルス・ジャポニクス」という学名まではまだ記されていない。同書の終わりには、アラスカで調査をする小林さんが登場する。

そこで「むかわ竜」より古いハドロサウルス類の足跡化石を見つけた小林さんは、「むかわ竜の祖先もここにいたのかも」とつぶやき、過去を振り返る。

「彼らが北米大陸からアジア大陸／日本へと渡ってきたように／僕もカナダからアラスカを通って／モンゴルそして北海道へ調査地を移動していく」

そして次のページには、化石ではなく生きている「むかわ竜」が登場し、それに小林さんがこう語りかける。

「キミたちはこんな過酷で長い旅を経て／むかわ町にたどり着いたのか／北海道はいい所

だろ／長い旅をしてきたんだ／ゆっくりしていけ」

もちろん「むかわ竜」は無言のままなのだが、なんとも感動的なラストだ。「こんなにのめり込んではマズい」と心の中で警報が鳴ったが、それから私はこの2冊の本を何度も読み返した。

「むかわ町」って、あの「むかわ」？

カムイサウルスの旅も長かったが、「絶海の孤島」といううたい文句にひかれて北海道の離島・奥尻島の病院の求人にほとんど応募しかけていた私が、なぜむかわ町国民健康保険穂別診療所での勤務を考えるに至ったか、といういきさつの説明の旅もずいぶん長くなってしまった。

「よし、明日、奥尻島の病院にメールをしてみよう」と思った私だが、その日の夜になって未練がましく、「もうちょっとだけほかの求人も見てみようかな」と奥尻島の求人を見つけた「北海道地域医療振興財団」のホームページを開いた。ここには北海道の主に郡部の病院や診療所の求人情報が数多く掲載されているのだ。繰り返すが、私はとくに「北海道で働きたい」と思っていたわけではなく、医療過疎の地であれば全国どこでもよかった。全国の各地域にこの財団のように郡部や離島で働く医者の求人情報を載せているサイトがあったので、北海道の情報をチェックしたあとは九州や山陰地方なども見てみるつもりだった。

「まあ奥尻島に決める前にちょっと見るだけ」と北海道の常勤医募集をザッピングしていた私の目は、ある文字列に釘付けになった。

むかわ町穂別。

そこには、たしかにそう書かれていた。

深呼吸をして気持ちを落ち着けて読み直すと、「むかわ町国民健康保険穂別診療所」というところでの副所長の求人だった。副所長というからには、所長はすでにいるのだろう。外来に加えて19床の入院病棟もあるらしい。

——やっぱり、むかわ竜のむかわだ。カムイサウルスの化石が発掘されたむかわ町の穂別にある診療所なんだ……。

私の胸は高鳴った。その求人の情報は以前から出ていたようだが、私はそれまで気がつかなかったのだ。いずれにしても、「明日、奥尻島の病院に問い合わせてみよう」と決めていた私の心は大きく揺らぎ、もう少しだけ時間をかけて考えてみることにした。

「時間をかけて」と思ったはずなのに、実際にはそうならなかった。

「穂別診療所」という名前を知った翌日には、ほとんど「ここに行こう」と心が決まってしまったからだ。

決め手はグーグルマップを見たこと。「むかわ町」も「穂別」もまったく知らない土地なので、まず「穂別診療所」で検索をかけてみた。検索で先頭に表示されるのは「むかわ町国民健康保険穂別診療所」のサイトだが、その横にはグーグルマップで診療所の位置が表示されていた。そもそも「むかわ町」や「穂別」が北海道のどのあたりにあるかも知らなかった私は、位置を確かめるために先にマップをクリックしてみた。

しかし、出てきたのは診療所が赤いピンで示された平面図で、北海道内の位置を知るには縮尺が大きすぎた。もう少し広範囲を見るために縮尺を小さくする「－《マイナス》」のボタンをクリックしようとしたが、ある単語を目にして指が止まった。

そこには、「むかわ町立穂別博物館」と書かれている。しかも、マップ上のスケールから考えて、「診療所」と「博物館」はわずか200メートルほどしか離れていないと思われる。

――もしかして、この博物館にはあのカムイサウルスがいるのだろうか？　ここに行けば、いつでもあの全身復元骨格模型や全身化石が見られるのだろうか？　もしそうだとしたら、カムイサウルスが診療所から徒歩数分のところにいる、ということか？

私は、この町がいったい北海道のどのあたりにあるのかを確かめるより先に、「穂別博物館のカムイサウルス」についての検索を始めた。

検索結果のトップに出てくるのは「むかわ町」の公式ホームページの中に置かれた「穂別博物館」のコンテンツだ。「日本の竜の神　カムイサウルス」という見出しもあり、もちろんまずそれをクリックした。そこには『ザ・パーフェクト』やそれを元にした漫画で私にはすでにおなじみの次のような情報が記されている。

「カムイサウルス・ジャポニクス（*Kamuysaurus japonicus*）は2019年に新属新種として発表された恐竜です。全長約8メートルで全身の約8割（体積）が保存されている日本屈指の恐竜化石です。」

「カムイサウルスは、日本産恐竜全身骨格で最大のものです。（中略）北海道や日本の宝とも言える標本で、アイヌ語で『神』を意味するカムイ、ラテン語で『トカゲ・竜』を意味するサウルス、そしてラテン語で日本を意味する形容詞の『ジャポニクス』からなる学名

（カムイサウルス・ジャポニクス　*Kamuysaurus japonicus*）が命名されました。」

ところが、それに続く部分に書かれている情報は、私がこれまでまったく知らずにいたことであった。そのわずか数行の記述に含まれていたふたつの事実に、私は大きな衝撃を受けた。

「カムイサウルスを所蔵するむかわ町穂別博物館は１９８２年に開館、１９９２年にリニューアルしていますが、手狭なので全身復元骨格（レプリカ）や全身の実物化石は展示できません（実物化石は一部が展示されています）。カムイサウルスなどを展示するための新館建設の計画をしていましたが、２０１８年９月の北海道胆振東部地震の影響で、この計画は保留となっています。」

――地元の穂別博物館では、あの全身復元骨格や全身の化石が展示できていないんだ。そして、全身展示のための新館建設は、地震の影響でストップしたままなんだ。

そんなことがあってよいのか、いや、よいはずがない。私は強くそう思った。そして、パソコンのモニターから顔を上げたとき、私は決意していた。

もう穂別に行くしかない。

心を決めて、穂別診療所に連絡!

それから私は、おもむろに「むかわ町穂別」の場所を確認したり、「穂別診療所」のホームページをのぞいてみたりした。私の中で、もうそこに行くことは決まっていたのだが、一応、もう少し基本的なところを押さえておこう、と思ったのだ。

当時、穂別診療所の医師は、夏目寿彦所長ともうひとり、東京の病院に所属している専攻医の2名。専攻医は、おそらく「総合診療専門医」という資格獲得の要件である地域医療研修のために、一時的に穂別診療所に派遣されてきているのだろう。「医師紹介」のページに笑顔の写真が載っている夏目所長のプロフィールは、なかなかのユニークさだった。

「愛知県新城市出身。自動車整備士、看護助手から准看を経て看護師となり、青年海外協力隊参加(南米ボリビア)。帰国後宮崎医科大学へ進学、医師となる。趣味はマラソン、アマチュア無線。THE CRO-MAGNONS、AC/DCのファン。」

これまであまり会ったことのないタイプの医師だ。ただ、総合診療医としてへき地医療に携わってからは長いようで、それは私にとってはたいへん好都合であった。いくらカムイサウルスのふるさとに行きたくても、「はい、この診療所をひとりでやってください」と言われたらさすがに荷が重い。この個性的かつ経験豊富な所長の下でなら、私でもなんとかなるかもしれない、と思った。

それから、グーグルのストリートビューで診療所の外観の画像を見たり地図に載っている施設をいくつか見たりしたが、閑散とした道路脇や舗装されていない原っぱの上にいきなり建物がある、というようなところばかりだった。「やっぱり相当、寂しそうなところなんだな」とやや不安になったが、そもそも「へき地医療」をやりに行くわけだしにぎやかなところではおかしいじゃないか、と自分に言い聞かせた。

それから私は、北海道地域医療振興財団のメールアドレスあてに自分の年齢、キャリア、現在の就業状況などを記して、「2022年春から穂別診療所で働きたい」とメールをした。2021年6月半ばのことであった。

返事はすぐに来た。まず地域医療振興財団から「先方に連絡先を教えてよいか」ときかれたので「もちろんです」と返信すると、次は診療所の事務長から6月22日にメールが届いた。それはこんな文面だった。

「はじめまして。

この度は、当診療所常勤医の募集につきましてお問い合わせいただき、誠にありがとうございます。北海道地域医療振興財団様からご紹介いただきましたので、ご連絡させていただきました。

早速ではございますが、当診療所の様子やむかわ町穂別地区の状況などをご覧いただければと思いますので、お忙しいとは存じますが、是非一度ご訪問いただきたいと考えております。

また、もし可能であれば視察を兼ねて出張医として実際に診療に携わっていただけないかとも考えております」

このメールを読んだとき、比喩ではなく、心の霧がさーっと晴れていく感じを味わった。一般的に考えて、どこの誰かもわからない医者から「常勤医になりたいのですが」というメールが届いたら、雇用する側は警戒して「検討したいので面接を」などと言うだろう。現に、私はそれまで「研修させてください」と言うだけで、いくつもの医療機関からさんざん断られてきたのだ。いきなり断らないにしても、せめて「くわしい履歴書をご郵送ください」くらいは言うのではないか。

それなのに、この事務長はいきなり「出張医として実際に診療に携わってみて」と言うではないか。なんと順調なすべり出しなのだろう。私は「明日にでも行きたい！」と思った。

とはいえ、ちょうどこのやり取りをした6月20日前後は、大学の春学期の真っ最中。私は学科長を任命されており、授業やゼミに加えて学科会議の招集や議事進行、学部の執行部会という会議への出席などなど連日、膨大な業務や事務処理案件を抱えていて、とても「明日から数日休みます」とは言い出せなかった。たとえ2泊3日、いや1泊2日でも、平日に時間が確保できるのは大学の夏休み期間となるだろう。

ただ、もし7月末か8月に穂別に行くとして、そこで改めて「それじゃお願いします」などと話し合うのでは、大学に退職の意向を伝えるのが遅くなりすぎる。もしこの診療所で働くとなったら、当然、立教大学は退職しなければならない。大学の場合、退職が教授会、全学の学部長会、理事会などで承認されたり、次の専任教員を選んだりするのにたいへん長い時間がかかるため、所属の学部長に退職を申し出るのは「最低でも1年前」というのが暗黙のルールになっている。つまり私の場合、6月でもすでに「来年3月で辞めます」と伝えるタイムリミットを超えているのである。

私は事務長からメールをもらったその日にすぐ、実際に穂別に行くのは夏になること、いま勤めている大学を退職するなら一刻も早く辞意を伝える必要があること、もしよかったらオンラインで面接を実施して採用の可能性の有無だけでも判断してもらえないかということを返信した。こちらから「雇ってもらえませんか」とお願いしておいて、「では一度いらしてください」と言われたら、今度は「すぐには行けないけど返事は急ぐんでよろしく」と要求するとは、いま思えばけっこう身勝手な話だ。

それにもかかわらず事務長はすぐに所長と相談してくれたようで、「明日はいかがですか」と返事が来た。6月23日の午前中は非常勤医をしている診療所で精神科の外来があり、午後は大学の授業だ。「夜なら」と返事をすると、「では18時からにしましょう」とZoomのURLが送られてきた。はじめてメールをやり取りした翌日には、穂別と東京を結んでのオンライン面接が実施されることになったのである。なんとも急ピッチな展開だ。

本当に東京の大学を辞めて穂別に行くとなれば、人生はガラリと変わるだろう。まさに運命の分かれ道だ。しかし、私は「もう行くしかない」と決めていたし、「これでいいのか」と悩むヒマさえないほどのスピードで事態が動き出したので、翌日はいつものように診療をして授業をしたら、あっという間に面接の時刻となった。

いよいよオンライン面接

6月23日午後6時。ついに面接の時がやってきた。

幸か不幸か、その直前まで大学の「入門演習」という1年生対象のゼミがあったので、「いよいよ面接だ」と緊張する時間もないまま、私は送られてきていたZｏｏｍのURLをクリックした。

画面に現れたのは、ふたりの男性だった。ひとりは診療所のホームページで写真を見た夏目所長とわかったので、もうひとりがメールをくれた事務長なのだろう。はじめに感じたのは、とにかく「ふたりともニコニコしている」ということだった。どちらも威圧的な感じがまったくなく、「はじめましてー」とあいさつも気さくだ。

私は、「ここだ。私はよくここを見つけたものだ。ここでこの人たちと働くんだ」と自分のカンのすばらしさに高笑いしたい気持ちになったが、それはぐっと抑えた。

それぞれの簡単な自己紹介のあと、所長は明るい口調で「今回、どうしてここに応募してきてくれたんですか」と言った。私は、かねてからへき地医療をやってみたいと思っていたこと、ただこれまで精神科臨床しかやってこなかったので、総合診療医としてどれだけできるかははなはだ自信がないことなどを率直に伝えた。所長からは、「いっしょにやっていけば大丈夫ですよ。それに精神科医としてのキャリアも役立つと思うし」という答えが返ってきた。

採用面接では「結果は後日、お伝えします」と言われて終わるのが一般的だが、私と同じように、診療所側も私が働くのはすでに決定事項となっているのだろうか。そうでなければ「いっしょにやっていけば」とは言わないだろう。いま考えるとやや不思議だが、そのときは当然のこととして受け止めて「あ、そうなんですね、じゃよかった」と答えた。

そこからは、さらにくだけた雑談風の話となった。「へき地医療がやりたくて、どうしてまた穂別なんですか」と尋ねる所長に、私はもうがまんできなくなり、堰《せき》を切ったようにカムイサウルスと出会ったこと、博物館に全身が展示できておらず、新館建設計画がストップしていると知って居ても立ってもいられなくなったことなどを語った。所長も事務長も「なんだこの人は。へき地医療に来るんじゃないのか」と驚いたかもしれないが、にこやかな表情を変えることもなく、事務長は「博物館の改修の話もまた出てるようです」と教えてくれ、所長は「こっちに来たら、そういう手伝いもおおいにやってください」と言った。

そして、そのあと所長はさらにこう切り出した。

「先生、いろいろ文章書いたりしてますよね。それ、これからもやってくださいね」

私は「うっ」と言葉を呑み込んだ。メールではもちろん、医師として活動するときの本名を記していたのだが、私の「香山リカ」という筆名も知られているのだろうか。緊張が一気に高まり、顔から血の気が引いていくのがわかった。

「あ、あの、あの、私がペンネームを持ってること、ご存じなんですか……」

すると所長は、「もちろん」と笑った。

「どこかの大学の先生が応募してきた、と事務長から聞いて、名前を検索させてもらったんですよ。そうしたらすぐにペンネームのことが出てきました。先生が書いてる『北海道新聞』のコラム、うちの妻も読んでるみたいです」

事務長も「うん、うん」とうなずいている。バレているならもう仕方ない。というか、所長も事務長もどうやらそのことをあまりネガティブにはとらえていないようだ。私は肩の力が抜けるのを感じた。「なんかおかしなことをやってるみたいですね。こちらに来たらすべてやめてもらいますよ」と言われても仕方ない、と思っていたからだ。

そして、それに続く話題で、私の肩からさらに力が抜けることになった。所長は、常勤医がいわゆる「燃え尽き症候群」になるのを防ぐため、週末は出張の当直医にまかせて常勤医は診療から離れる、という体制を作っているという。

「僕も家は札幌にあって、週末はそちらに帰ることにしてます。先生も週末は東京なり札幌なりに行って、穂別を離れてもいいですよ。というより、そっちの方がいいんじゃないかな」

穂別診療所で働くようになったら、東京での生活はどうなるんだろう。それも実は少し気がかりだった。完全に東京から引き上げるのではなく、できれば家や荷物はそのままにして何か月かに一度でも戻れればよいのだけど、と漠然と考えていた。ただ、オンライン面接で「完全に当地に居住してもらいます。本州に行くのは、よほどのことがあるときだけ」と言われるかも、と覚悟もしていた。それが「毎週、戻ることも可能です」と言うではないか。

所長は、「穂別じたいはへき地だけど、新千歳空港からは車で1時間ちょっとなんですよ。意外に近いんです」と続けた。そして、さらにこうつけ加えた。

「あ、そうだ。先生、運転はどうですか。運転はできた方がいいですよ、こっちで暮らすには」

運転免許を取ったあと、運転の機会もないままペーパードライバーと化していた、という話は第1章で書いた通りだ。ただ、穂別と新千歳空港の間の公共交通機関は完全予約制の1日2往復のバスしかなく、もし東京と行ったり来たりしたいのなら、自分で運転できないとたいへんに不便なのだという。「そうですか。じゃなんとか運転できるようになってそっちに行きますね」と、面接の後半にはそれが最大の問題のように話が進んだ。

1時間ほど話し、とにかく7月末に大学が夏休みに入ったらすぐに一度、穂別を訪れる、ということを確認し合った。最後に私は言った。

「たいへん厚かましい話なのですが、大学の教員を辞めるには長い時間がかかります。来年の春にそちらに行くには、今すぐに学部長に今年度で退職したいという意思を伝えなければなりません。私はそうしてよろしいものでしょうか……」

今から思うと、診療所は町立なので、常勤医の採用にあたっては所長の一存だけではなく、役場の人事担当者やもしかすると町長の承諾なども必要だったのかもしれない。しかし、私より3歳下なだけだがずっと若々しく見える所長は、その場で「はい、いいですよ」と即答してくれた。もしかすると一度も現地に行くことさえなく就職を決めようという私に気圧されたのかもしれないが、役場の関係者には後で自分から説明すればいいと考え、自分の裁量で〝仮採用〟を決めてくれたのだろう。

「ありがとうございます。じゃ来月にはそちらで」と言って面接を終える頃には、所長も事務長もすでに同僚か友だちのように親しみを覚える人になっていた。

――穂別診療所で働いていい、って言ってた。博物館も改修される動きがある、その手伝いをしてもいい、って言ってた。それに私が「香山リカ」だと知ってて、執筆なんかもやっていい、毎週、東京に戻ってもいい、とも言ってたよね……。

なんだか夢のようだった。大学の退職、東京での非常勤先の診療所の退職などはたいへんだろうが、私のかわりならいくらでもいるから大丈夫だろう。ただ、ひとつ気がかりなのは運転のことだ。それは何としても解決しなければならない。そう思いながら、とにかくその晩は安眠した。

第5章

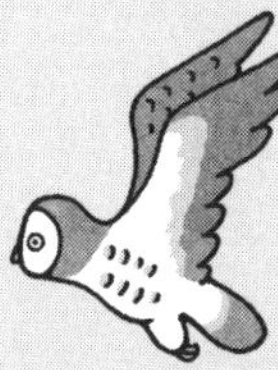

いざ、
〝カムイサウルスの町〟へ!

穂別の地に見参！

学部長にはオンライン面接のあと、メールで退職の意思を伝えた。学生ではあるまいし本来なら対面できちんと話すべきだが、2021年はコロナの勢いもまだまだ強く、大学の会議もすべてオンラインで行われているような状況だったのだ。「進退にかかわることをメールでお伝えするのは失礼とは承知しておりますが」といった言い訳とともに送信すると、すぐに「お引き留めはむずかしいものと考えます」と承諾の返事が来た。これは単なる憶測だが、私自身、学科長としてあまりに〝うっかり忘れ〟や失敗が多かったので、学部長も「大学より現場で働いた方がこの人のため」と考えてくれたのかもしれない。

とにかく第一関門突破と安堵したが、正式に辞意が受諾されるまでには教授会、理事会などまだいくつかの会議を経なければならない。穂別診療所からは「町の議会の承認がいるのでなるべく早く議案として出したい」と言われていたが、それはまだしばらく待ってもらうようお願いした。

はじめて穂別を訪れたのは、春学期最後の学科会議や教授会が終わった翌日、2021

年7月28日のことだった。オンライン面接から1か月以上がたっていた。いまから考えれば、一度も行ったことのない場所、職場で働くことを決めて立教大学に退職を伝えたのだから、相当に無茶苦茶な話だ。

穂別に向かう日の午前中は精神科の非常勤医としての診療があったので、午後の便で羽田から新千歳空港に向かうことになった。空港にはオンライン面接で会った事務長が迎えに来てくれるという。「到着ロビーでカムイサウルスの化石がプリントされたプレートを持ってお待ちしてます」との連絡に、私は「いよいよだ」と気持ちがたかぶった。本当にカムイサウルスの町に行くのだ。

新千歳空港の到着ロビーには、本当に恐竜の化石がガイコツ状にプリントされたA3サイズのプレートを掲げた人が待っていた。まわりの人たちはギョッとしたのではないか。あらかじめ知らされていた私でさえ驚いた。しかも、これは何か特別なアトラクションではなく、自治体が公式に使用している目印だというのだ。「すごい町だ」と愉快になった。

そして、その人、穂別診療所の事務長のジャケットの胸元にはゴールドの恐竜バッジが光っており、差し出された名刺の裏には、「むかわ町穂別産むかわ竜」という名前とともに、その全身化石がプリントされていた。「ここの診療所に就職したら、私もこの名刺を使えるのかも！」と、私の胸は高鳴った（もちろん赴任後、その名刺を注文していまも使っている）。

あとからわかったが、むかわ町では交通安全の旗でも役場のワゴン車やマイクロバスでも、とにかく何にでもこのカムイサウルスの化石がプリントされている。それどころか、診療所ロビーのいちばん目立つところにもこの恐竜ガイコツの大きなポスターが飾られている。

東京の友人たちにそれらを写真に撮って送ると、「なにこれ？　交通安全のポスターにホネってどういうこと？　車にひかれたらこうなりますよ、ってこと？」「診療所にガイコツのポスターはちょっとマズいんじゃないの？」と驚かれる。しかし、町の人たちにそう伝えても、「そうですか？　すっかりなれちゃって気になりませんが」と言われるばかり。それくらいカムイサウルスの全身化石のプリントが町のいたるところにあふれているのだ。

着いた日は、穂別ではなくてむかわ町の鵡川《むかわ》地区に泊まってください、と言われた。鵡川地区は穂別地区の2倍の人口で、穂別には民宿しかないがこちらには「道の駅」に併設された温泉宿があるのだという。「穂別には明日の朝、早く出て向かい、午前の診療を手伝ってもらいます」と言われ、何もかもわからない私は「お願いします」と頭を下げた。

夕食は「道の駅」のレストランで用意してありますと言われ、その時刻に出向くと穂別診療所の夏目所長とむかわ町の竹中喜之町長がいた。正式に採用となったのかどうか、もしかするとこれも面接の一環なのかと一瞬、緊張したが、「もうここまで来たのだから」という開き直りの境地で、「がんばりますからよろしくお願いします」とあいさつをし、そこからは町長に「博物館はどうなってるんでしょうか」と診療とは関係ない質問をあれこれしてしまった。

町長は例の『ザ・パーフェクト』や漫画にもたっぷり出てくるので、とてもはじめて会った人とは思えなかったのである。町長も「実は、来年から博物館リニューアル計画が再び動き出すことになってます。先生も協力お願いしますよ」と言ってくれ、私は「あの漫画の続きのようだ！」と鳥肌が立ちそうになった。

〝宴もたけなわ〟の時間になったとき、町長は言った。

「そうだ、小林先生に電話してみましょうか」

「小林先生」とは、カムイサウルスの発掘を指揮した小林快次教授のことであろうか。

「えっ」と返事に詰まっていると、町長はスマホを取り出してパッパッと操作して、「あーもしもし」と話し始め、しばらくして「はい」と私にスマホをわたしたのである。

――この電話が小林先生とつながっているの!?

さすがの私もあせってしまい、何を話したかよく覚えていない。ただ、カムイサウルスの全身が展示される博物館作りのお手伝いをしたい、とは言った気がする。小林先生は私がカムイサウルスや恐竜学者について書いた新聞のコラムを読んでくれており、「むかわ町にぜひ来てください」と力強く言った声が耳に残った。

そのあと電話番号を交換し、短いメッセージをやり取りしたのだが、そこに記されていたのも「来るしかないです」といったポジティブすぎる言葉ばかりだった。もし「よく考えてお決めください」とか「大学教員も捨てがたいですよね」などと言われたらまた迷いが生じたかもしれないが、それがいっさいなかったのだ。私はそこでさらに〝勇気百倍〟となった。

翌朝、事務長の運転で宿泊した鵡川地区からいよいよ穂別地区へと向かった。田園風景の中や川沿いの一本道で、途中、ほとんど民家のないところもある。何か言わなければと思い、「何もないですね!」と言うと事務長は申し訳なさそうに「はあ」と答えた。もう少し気のきいたことを言えばよかった、とちょっと反省した。

鵡川地区と穂別地区は、同じ「むかわ町」の中にあるのに40キロほど離れており、自動車でも小一時間はかかる。役場の職員は鵡川地区の本庁勤務か穂別地区の支所勤務なので、両地区のあいだを行き来したり通勤していたりすることもあるが、その他の人たちはふだんあまり行き来しない。私も穂別に来てから海沿いにある鵡川地区に行く機会はほとんどなく、赴任後、東京の知人と「むかわってししゃもが獲れるところでしょ?」「それって鵡川地区のことで、穂別はそことは別のところ」「でも同じ町なんでしょ?」「それはまあそうなんだけど40キロも離れてるんだよ」という会話を何十回となく交わした。

右は山肌、左は川という二車線の道路をひたすら進んだ先に信号があり、そこを左に曲がると「穂別橋」という大きめの橋がある。そこをわたり、住民からは「穂別市街地」と呼ばれている地区に入ると、周囲の景色がまずガラリと変わるのに気づく。

道路の舗装もよくなり、背の高い街路樹が両側にきれいに並んでいる。「生きた化石」といわれるメタセコイヤだそうだ。その間には街灯があり、そこにアンモナイト、ウミガメ、クビナガリュウなどが乗っかったり巻きついたりしている。やや大げさに言えば、町ごと博物館という感じだ。

並木や街灯の背後には、店や家が続く。高いビルなどはないがどの建物も比較的小ざっぱりとしており、北海道の地方によくある黒っぽい木造住宅は見当たらない。とくにどの家も屋根がクリーム色とか水色とか、明るくてきれいな色で塗られている。事務長によれば、平成時代に街並みの整備が行われたのだという。

とはいえ、その「穂別市街地」はそれほど長くは続かない。メタセコイヤ並木が続くのは約900メートルで、その間に町のすべての機能がコンパクトにまとまっているようだった。そして、人影はまったくない。私は事務長に、「なんだか映画のセットみたいな町ですね!」とほめているのか失礼なのかわからない感想をもらしてしまった。事務長の説明では、旧穂別町役場が「むかわ町穂別総合支所」として使われており、町民課、建設課などの職員が常駐している。さらに、穂別支所には「経済恐竜ワールド戦略室」という部署があり、何人かの職員が恐竜を中心にした町づくりやイベントに日夜、取り組んでいるのだという。私は、「やっぱり診療所ではなくてそっちに就職します!」と言いたい気持ちになったが抑えておいた。

あと穂別にあるのは、夜は23時で閉まるがコンビニが1軒、食料品店が2軒。昼食は予約なしで食べられる店が2軒あり、ほかに予約しておけば開けてくれる店も2軒ほど。ただ、夕食は予約なしで入れる店はゼロとのことであった。駐在所、消防署、郵便局、信用金庫はそろっている。小さな書店、洋品店、メガネ屋、お菓子屋さんなど、最低限、日常をすごすためのお店もありそうだった。「コーヒースタンドとかは」ときくと、「あ、それはないです」ということ、あと宿泊施設は小さな民宿がふたつだけで、たいていは建設や土木の作業員で満室、旅行者が泊まれるところはないという。

診療所は市街地の端近く、メタセコイヤ並木のあるメインストリートからは1本、通りをはずれたところにあった。

広い駐車場があり、その奥にあるコンクリート打ちっぱなしの建物が診療所だ。この建物も予想していたよりずっと小ぎれいな印象だった。しかも、平屋で高さはないが横や奥に建物が延びていてけっこう大きい。

「きれいでけっこう大きい」という第一印象は、中に入っても同じだった。「へき地の診療所」というと山小屋か小ぢんまりした保健室のようなイメージを持つ人もいるかもしれないが、穂別診療所は私が東京で非常勤をしている診療所とさほど変わらないような〝ふつうの病院〟だった。外来のスタートを待つ患者さんたちも何人かロビーに座ってテレビを見たりおしゃべりしたりしていた。「はあ、中もきれいだし、かなりちゃんとしてる」と思いながら、一方では「こんなしっかりした診療所で勤まるかな。精神科以外の医療ができるんだろうか」と一抹の不安も感じたのだった。

前の晩、いっしょに食事をした夏目所長は、「おはようございます。よく眠れましたか」と私にはすっかりおなじみになった笑顔で声をかけてくれ、院内をひと通り案内したあと、電子カルテの使い方などを説明してくれた。「いきなり患者さん診られますかね」と怖気づく私を、「だいじょうぶ、だいじょうぶ。わからないことがあったら隣の診察室にいるから声かけてください」と励ましてくれ、とにかく外来診療をやってみることになった。

患者さんの多くは、高血圧症や糖尿病など慢性疾患の治療で定期的に通院する80代、90代の高齢者だ。所長が大きな変化のなさそうな人を選んで私に回してくれたため、意外なほどスムーズに午前中の外来に対応することができた。患者さんの中には、「先生、どこから来たの」と質問してくる人もおり、「東京から来たんです。来年の春からここで働くつもりだからよろしくお願いしますね」などと答え、しばし雑談に花が咲くこともあった。どの患者さんもやさしくフレンドリーで、「あら、ここに来るの。よろしくね」と笑顔で接してくれる人や「そりゃ楽しみだ。それまで生きてなきゃ」とユーモラスなおどけ口調になる人もおり、心がほどけていくのを感じた。

昼ごはんは所長、事務長とともに、穂別では数少ない〝外食ができる店〟の「Ｃａｆｅ木蓮」で名物のメンチカツ定食をいただいた。それがまたサクサクかつジューシーであっと驚くほどおいしくてボリュームたっぷり。木立ちの中にある店がまえや、ガラスランプやステンドグラスが飾られた店内は、まるで避暑地のカフェのようにおしゃれだった。

店のレジ近くには、昨日、電話で話した小林教授の写真が飾られ、そのまわりを町で作られた恐竜グッズが埋めていて、それが〝穂別色〟をかもし出していた。私は「わあ、祭壇みたいですね」とつい不謹慎なことを言ってしまったが、小林教授やカムイサウルスがこの地でいかに愛されているかがよくわかった。

カムイサウルスにごあいさつ

そのあと、私の〝隠れメインイベント〟が待っていた。もちろん、表立ってのメインイベントは診療所の訪問とそこでの外来診療だが、内心ではもうひとつの大きなイベントがあった。それは、言うまでもなく穂別博物館の訪問である。

診療所から車で1分、落ち着いたたたずまいの博物館に入ると空気がひんやりしていた。私は小学生のときに通った小樽市の科学館のことを思い出した。櫻井和彦館長は不在だったが、西村智弘学芸員が案内してくれるという。私は「あ、漫画で見た人だ！」と、またまた不謹慎な発言をしてしまった。西村学芸員は、小林教授とともにカムイサウルスの発掘作業を行った立役者のひとりなのだ。

研究者としての西村学芸員の専門はアンモナイトだが、もちろん穂別博物館に収蔵されているクビナガリュウやモササウルスなどの海洋生物、そして草食恐竜ハドロサウルス科の一種であるカムイサウルスについてもくわしい。いろいろな説明を聞きながら館内を歩き、いよいよカムイサウルスの復元骨格模型がいる部屋に足を踏み入れた。

カムイサウルスは、博物館の一角にある特別室のような独立したスペースにいる。天井はあまり高くないが、頭がつっかえることはなさそうだ。顔は入り口側を向いている。私は心の中で話しかけた。

——こんにちは。久しぶりね。来ましたよ、ついにここまで。

それからおそるおそる背中側をのぞくと、たしかに尻尾が途中で切れている。展示されているのは根元からの太い部分3分の1ほどであろうか。

「かわいそう……。上野の科学博物館で見たときはあんなに堂々としてたのに」と、私は泣きそうになった。さらに、カムイサウルスの実物化石は尾骨などほんの一部しか展示されていないのもわかった。

私があまりに悄然《しょうぜん》としていたからか、西村学芸員は「収蔵庫も見ますか」と声をかけてくれた。もちろんうなずいてついていき、博物館の外にある収蔵庫で、展示できていないカムイサウルスの化石を見せてもらった。上野で見たのはそれらが実際のからだの形に並べられたものだったが、収蔵庫ではパーツごとにケースに入って保管されている。

「これは大腿骨です」とケースを引っ張り出して見せてくれた化石は、太く大きくてツヤツヤして見えた。「触ってもいいですよ」と言われたのでそっと手をあてると、とてもひんやりしている。

これが7200万年前に海の中を流れ着いて、かつて海底だった穂別の地に沈んだカムイサウルスのからだ……。

化石にあてたてのひらで「いま」と「7200万年前」に横たわるあまりに長大な時間を感じた気がして、気が遠くなりそうだった。

博物館を出た私は、また事務長の運転する車に乗って新千歳空港に向かい、そこから東京に戻った。

私の最初の1泊2日の穂別行きは、こんな風に終わった。いずれにしても、それは医者が次に働く医療機関を決めるときの一般的な面接や〝お試し診療〟とはかなりかけ離れていた。なんだか夢の世界に行ってきたようだったが、来年からはそこが私の職場や生活の場所になるのだ。心の中で「すごい、すごい」とつぶやきながら、それからの日々を送った。

はじめてのクルマ購入

さて、7月末のはじめての穂別行きから東京に戻った私にとっての最大の問題は、「とにかく運転をなんとかしなくちゃ」ということであった。

穂別にはJRの駅はない。かつてこのあたりからは石炭やクロムなどのレアメタルが採掘され、また森林資源も豊富であったため、それらを運ぶために鉄道が敷かれた。開業は1922年から翌年にかけてだったという。穂別町内にも「穂別駅」「富内《とみうち》駅」などの駅があったが、炭鉱などの閉鎖とともに利用が減り、1986年に路線の廃止に伴い、すべて廃駅となった。

先ほども述べたように、町内の公共交通機関はとても貧弱だ。鵡川地区などと結ぶバス路線はあるが、1日の本数はわずか。新千歳空港との間を往復する1日2本のバスは、前日までの予約制である。「穂別ハイヤー」というタクシー会社はあるが、所有する車両は1台だけで、主に町内の住民の通院や買い物に使われるという。事務長に「運転になれるまでは穂別ハイヤーで空港と往復したい」と言うと、「タクシーは町外には出ません」という答えだった。どうしてもタクシーを使いたいときは、千歳市にあるタクシー会社に電話して来てもらうしかない、とのこと。「お迎え料金はなく片道1万5000円」というのはとくに非常識な値段ではないが、決して安くはない。

新千歳空港から穂別までの距離は、最短で約65キロ。そこを運転できなければ、週末に東京に帰ることができない。その往復はなんとかバスや千歳市のタクシーを使うとしても、穂別に行ったときに案内してもらった医師住宅から診療所までは500メートルほど離れている。もちろん歩けない距離ではないが、事務長は「運転した方がいいですよ」と言っていた。帰宅してから夜に診療所から呼び出されることもあるし、なんといっても夏はカラスが歩行者をつつくのだという。「それに冬は零下20℃以下になるから、そこを歩くのはきついですよ」とのことだった。

近距離のみにとどまるか、遠距離も運転できるようになるかはわからないが、とにかくクルマは絶対に必要なようだ。そのためにも東京にいるあいだにクルマを用意し、ペーパードライバー講習などで徹底的に練習しなければならないだろう。

とはいえ、これまでの人生で「クルマを買う」という経験などしたこともなく、どんなクルマを買ってよいかもわからない。友人、知人、それどころか家族にも、まだ「来年の穂別行き」の話はしていなかった。「反対されたら困る」というのが理由だ。だから、誰かに「どんなクルマを買えばいいかな」と相談することもできない。

「北海道なので四輪駆動車の方がいいだろう」ということくらいはわかったし、恐竜のふるさとに行くのだから環境にやさしいクルマにしたいと考え、EV車を中心に探すことにした。「運転しやすい/四駆/コンパクトカー/EV」といったワードで検索をかけて、上位に出てきた中で目についたのが「日産NOTE e-POWER」というクルマであった。このクルマは「ガソリンを使って発電用モーターを回す」という仕組みなので、正確にはEV車ではない。ただ、完全なEV車だと逆にもし新千歳空港と穂別の往復など長距離を運転するようになったとき、充電切れの不安がある。「これくらいがちょうどいいのかも」と私は考えた。また大きなSUVを運転する自信などとてもなかったので、コンパクトな見た目がいい。広告に出ているスカイブルーの車体もとても気に入った。

「よし、これだ」と翌日、自宅からいちばん近い新宿の日産のディーラーに行くと、8月の上旬であったがちょうど夏季休暇中であった。どうしてもその日のうちに決めてしまいたくなり、自宅から2番目に近い中野坂上のディーラーに出かけた。

「NOTEください。色は青がいいです」と伝えると、従業員はギョッとして「えっ、まずは試乗なさったらどうですか」と言った。私は答えた。

「いや、まだ運転の自信がないので試乗もできません。けっこうです」

従業員はさらに驚いたようだったが、それでもとても親切に対応してくれた。その頃、ニュースでは盛んに全世界的な半導体などの部品不足が報じられていたが、このクルマも例外ではなく、これから注文しても納車は年末以降になる、と言われた。「それまでの間、運転の練習をするのでちょうどいいです」と伝えた。

運転の話リターンズ

さまざまな書類への記入などを終えてディーラーを出た私が次に考えなければならなかったのは、ペーパードライバー講習についてだ。「自分のクルマで練習する」というのは当分先になりそうだが、それまでの間、少しでも運転ができるようになっていなくてはならない。いまは便利な世の中で、どんなことでもいくつかのワードでネット検索すると、たちどころに適切な情報が得られる。「東京／出張ペーパードライバー講習／教習車」などのワードで調べ、「スクールのクルマで待ち合わせ場所に来てくれ、都内の路上を使って教えます」という実践的なところを見つけて、すぐに電話した。ただ、私自身、大学は夏休みとはいえ精神科の非常勤や総合診療科の外来研修、さらには講演や取材などの仕事があり、なかなかまとまった空き時間が取れず、教習スタートは9月頭となった。

それから全部で10回ほど教習を受けたのだが、私はいま、心からこのスクールや講師に感謝している。最初はあまりの緊張で逆にテンションが上がり、待ち合わせ場所から安全に練習ができそうなエリアまで講師の運転で出かけるあいだ、私はずっとしゃべり続けていた。

「とにかく運転が苦手なんですよ」「免許は2回も取りました」「これから北海道のへき地に行くんです、そこでは運転がマスト」「クルマを買ったが納車は年末って言われました」「北海道の赴任先では渋滞などはないけど、暗い山道などをひたすら走る技術が必要で」「でもとにかく苦手なんです」と何度も同じ内容を話し続ける私に、講師はイヤな顔ひとつ見せずに「だいじょうぶですよ。がんばりましょう」と言ってくれた。

実際に教習が始まると、とたんに私の悪いクセが出た。「わからない、なにひとつわかりません!」とあたふたしてしまうのだ。友人には「精神科って急に興奮する患者さんもいるんでしょう? パニックにならない?」と言われることがあるが、そういうときはきわめて冷静に対応できる。「はい、だいじょうぶですよ、落ち着きましょうよ」などとそういう人をなだめるのはうまい、と自分なりに思っている。これがプロフェッショナリズムというものなのだろう。ところが、運転など仕事以外の苦手なこととなると、私はすぐ

「どうしよう！　できない！」とあわてるクセがあるのだ。「陸《おか》へ上がった河童《かっぱ》」とはよく言ったものだ。

そうやって教習中にすぐあわてふためく私にも、講師はいつも「はい、ウィンカーを出してミラーで後ろを確認して、素早く車線を変えましょう」と具体的なアドバイスをしてくれた。そして、その通りにすればたいていの問題は解決した。そのたびに私は、「よくそのつどイラつかずに適切な助言ができるものだな」と感心した。その間に、講師は繰り返し「運転は1回多く乗ればその分だけうまくなります。乗る回数を増やしてがんばりましょう」と励ましてくれ、私も暗示にかかったように「このあいだよりはうまくなっているはず」と自分に言い聞かせた。

「私みたいなオバアサンになっていきなり運転をするのはおかしいでしょう」と自己卑下的なことを口にすると、講師はすかさず「いえ、今は多いですよ。シニアになって始める人」などと言い、私を慰めるためにか、これまでの生徒の話もしてくれた。もちろんプライバシーに触れる部分は語らず、「こういう理由でペーパードライバー講習を受けた人」というざっくりとしたプロフィールだけ話してくれたのだが、それが抜群におもしろかった。

リタイアして房総半島で生活しようと思い運転ができないことに気づいた人、夢だった外国車を買ったが運転ができず、ディーラーから家まで運転する技術だけでも身につけたいと教習を受けた人、何度やっても自信が持てず、どこかに行くときは前もって一度、講師同伴でそのルートを練習してからでないと出かけられない人、どうしてもひとりでは運転できないのでスマホのビデオ通話で「はい、車線変更して」などと指示してもらえないかと頼んできた人、あまりに運転が嫌いすぎて教習を始めるとスイッチが切れたように眠ってしまう人……。それだけでもドラマができそうだった。

おそらく私もそのうち、他の生徒に例として「全然運転できないのに北海道の山奥に赴任することを決めてしまって、教習を受けてた人もいましたよ」と語られることになるはずだが、この〝生徒列伝〟に連ねられるのはむしろ誇らしい、とも思った。

5回、6回と教習を受けるうちに、なんとか通常の道ならそれなりに運転できるようになってきた。自分で運転しているときもちょっとおしゃべりする余裕が出てきた私は、まだ30代と思われる講師についこう尋ねた。

「先生にとっては運転なんて簡単なのに、こうやってふつうの走行もできないような生徒に教えるって、本当はバカバカしいと思ってるんじゃないですか？」

すると、元は大型車の運転手だったが今はこの仕事が楽しいという講師は、即答したのだ。

「みなさん、最初はできないけど、教えていると少しずつ技術を身につけて運転できるようになっていきます。それを見るのはうれしいんですよ」

その口調にウソはないようで、世の中、立派な人もいるものだ、と私は自分が下世話な質問をしたことを反省した。

注文していた日産ＮＯＴＥがようやく納車されたのは、２０２２年1月だった。

中野坂上から自宅近くに借りた車庫まで、新宿を通り抜けて運転してくることはできるだろうか。「どう考えてもムリ」と思った私は、意を決して日ごろはあまりつき合いのない知人に事情を伝え、納車につき合ってもらえないかと頼んだ。その人は大のクルマ好きと聞いていたので、「納車された新車を運転する」というイベントに興味を示してくれるのではないか、と見込んでの依頼だった。すると思った通り、「あ、いいですよ」とすぐに承諾してくれた。

こうして、1月23日、知人が運転するクルマの助手席に乗った私は、晴れてこのスカイブルー色の新車のオーナーとなったのだった。

運転の話ファイナル
恐怖のマルホランド・ドライブ

話は少し飛ぶが、いま私は穂別で、なんの問題もなく運転している。いや、それどころかかなり運転を楽しんでいる。そうなれたのは、東京で受けたペーパードライバー講習での指導と、衝動的に選んで買った日産NOTEというたいへんにすぐれたクルマのおかげだ。さらに自分でも意外だったことに、私はどうも運転が好きらしいのだ。

よく考えてみると、私は昔からシューティングゲーム、とくに『スター・ウォーズ』のシミュレーションゲームのように操縦者目線でまっすぐルートを進むゲームが大好きだった。穂別に来てしばらくたった頃、札幌から遊びに来た弟を40年ぶりに助手席に乗せて運転したとき、弟がふざけて「これゲームだったら、前の黄色いクルマ抜くと5ポイント、あっちの赤いクルマ抜くと10ポイントだぞ」と言った。「ちょっと、こっちは真剣なんだからやめてよ」とたしなめながらも、私は「これはたしかにゲームで見た景色に似てる!」と気づいたのである。

しかも、私が乗っている日産NOTEは電動モーターで走り、アクセルペダルの加減のみでスピードが出たりすみやかに速度が落ちたりする〝ワンペダル方式〟というシステムなので、操作じたいには子どもの頃に遊園地で好んで乗ったサーキットのカートを思わせるものがある。「これなら私も乗れる」と苦手意識はたちまち薄らいだ。また、後から述べるが、とある理由によりスカイブルーの車体への愛着もどんどん増した。

それでも、最初は医師住宅と診療所との往復がせいぜいだった。穂別と新千歳空港の間はなかなか自分で運転する勇気が出ず、2か月間ほどは「空港に行くときは千歳から呼んだタクシー、空港から戻るときは予約した路線バス」というスタイルで東京と往復していた。この2か所の間には3つほどのルートがあるのだが、距離的にいちばん近いのは「峠越え、全部、一般道を通る」という全長65キロほどのルートで、あとのふたつは途中から高速道路を使って75キロほどだ。時間はどれも1時間15分から30分ほどなのだが、高速道路を使っても、穂別付近に来たら一般道を通らなければならない。

「信号なし、クルマごくわずか、でも人家ほとんどなし、所によっては携帯電話の電波もなし、街灯もなく夜間は真っ暗」というその一般道は、東京の路上で練習を積んだ私には当初、恐怖でしかなかった。しかも、途中で何度もエゾシカ、キツネ、アライグマなどが突然、飛び出してきたり、クルマの横を並走してきたりするのだ。毎年、動物と衝突したり、よけようとハンドルを切って脱輪したり谷底に落ちたり、という事故が何件も起きている、という話がまた私を怖気づかせた。

2021年の夏以来、私は3回ほど1泊2日で穂別に出かけて外来診療や当直になれるための準備をしたのだが、タクシーや路線バスで空港～穂別間の峠越え一般道を通るたび、「こんなところは絶対、運転できない」という思いが強くなるばかりであった。

転機となったのは、ふたつのできごとだった。ひとつ目は、診療所での80代後半の女性の患者さんとの会話だ。その人はかなり足腰が弱っていて、診察室で椅子に腰かけているだけでもしんどそうに見えた。「たいへんですね。このあと家までどうやって帰るんですか」と尋ねると、彼女は「運転して帰るよ」と答えたのだ。私はビックリして言った。

「えっ、運転するんですか！　大丈夫なんですか？」

するとこれまでうつむいていたその女性は、顔を上げてしっかりした口調で答えたのだ。

「運転は大丈夫だよ。もう長くやってるからね。それより先生は運転できるようになったの？　しっかりやらなきゃダメだよ」

私は、思わず姿勢を正して言った。

「そうですよね。運転、もっとがんばってみます」

そしてその日から、1日おきの当直のない夜には、10キロくらい先までひとりで運転して行って、そこでUターンして帰ってくる、という運転の練習をするようになったのだ。

もうひとつ、運転に関して決定的なできごとがあった。

あれはたしか、穂別に行って2か月近くがたった頃の日曜だった。この日は新千歳空港からの路線バスに間に合う時間には戻れず、空港から穂別までタクシーで帰ることにしていた。空港からの峠越え一般道は、ルートとしては決して複雑ではないのだが、とにかく夜は真っ暗な山道なのだ。しかも、対向車や後続車もほとんどいない。

途中までいつものように進んだが、あるところからタクシーは見慣れない道に入って行った。「運転手さん、この道、通ったことないのですが大丈夫ですか」と尋ねると、60代後半と思《おぼ》しきドライバーは「ナビでそう出てるから間違いないと思いますよ」と言う。「もしかするとこれが近道なのかも」と思っていたのだが、どこまで行っても「ああ、ここか」という道に出ない。しかし、あたりは漆黒の闇なので、とにかくどんどんまっすぐに行くしかない。

「大丈夫ですか」「たぶん……」というやり取りを何度か繰り返しているうちに、突然、ドライバーが急ブレーキを踏んだ。あわてて前を見ると、ゲートが閉まっていて「厚真《あづま》ダム　この先閉鎖中」という文字がライトで浮かび上がっている。あとから調べて、北海道胆振東部地震でそのダムに続く道が被害を受け、閉鎖されていることがわかったのだが、そのときは心底、怖かった。

そこではじめて、「どうもこの道じゃなかったようですね」とドライバーも認めたのだが、あまりに暗すぎてUターンできる幅があるかどうかもわからない。結局、そのまま来た道をバックでひたすら戻ることになり、私はシートに後ろ向きに座って、後ろから車が来ないかどうか目をこらし続けた。後ろを向いていると、暗い道を照らすのはテールランプの灯りだけ。もし向こうからやって来る車に気がつくのが遅ければ、あっという間に衝突だ。

あまりに異様な状況だったが、「こんな状況をどこかで見た気がする」と思った。そうだ、デイヴィッド・リンチ監督のミステリー映画『マルホランド・ドライブ』（2001年）だ。「それどころじゃない」と頭からそのイメージを消そうとしたが、テーマソングまでが浮かんできて混乱が深まった。

そうやってバックでなんとか迷い始めた地点らしきところまで戻れたのだが、そこからがまたたいへんだった。ドライバーはやさしげな人だったのだが、「ナビがきかない」「見たことのない道に来た」「だんだん不安になってきた」とこちらが心細くなるような発言を連発するのだ。さらには道の真ん中に大きな角の生えたエゾシカが立ちはだかっていたり、キツネやアライグマなどの小動物が縦横無尽に路上を駆け回っていたり、あげくの果ては霧まで立ち込めてきて、「これは夢か現実か。私はきっとこのまま死ぬんだ」と頭がもうろうとしてきた。

かれこれ2時間あまりそのような調子でさまよっていたとき、突然、目の前に「穂別まで26㎞」という見慣れた案内板が現れた。私は思わず、「運転手さん！　ここ知ってます！　この道をずっと行けば穂別です！」と声を上げた。

そこからようやくいつもの峠越えの山道を通って穂別に向かったのだが、先ほどの絶体絶命の時間を地獄とすると「まるで天国のよう」と思った。あたりが真っ暗なのは変わりないのだが、「ここで上り坂になる」「もう少し行けば大きく左に曲がる」と予測がつき、ホームグラウンドに戻ってきたという心地よさを感じた。

家に着いたのは、夜中の0時を回った頃だ。ドライバーは「すみません」と謝ったが、私は「とにかく無事に着いてよかった」という気持ちでいっぱいで、怒りなどひとかけらも感じなかった。それよりその人が迷わずに千歳市まで戻れるかが案じられたが、私の方もこれから寝て翌朝、遅れずに診療所に出勤できるか、と気が気ではなく、「じゃ気をつけて」と言って家に入って、苦手なお酒をひと口だけ飲んですぐに休んだ。

次の朝、目覚めてから私は改めて考えた。あれは何だったんだ。あまりにも非日常的な体験だった。でも「これで一巻の終わり」と思ったが、こうして何事もなかったように生きている……。

そして、それからいつものように出勤した私の中で、思いもよらなかった考えが芽生えてきた。それは「迷いさえしなければあの山道を運転できるはず」という確信だった。ダムのゲートで行き止まりになっていたあの恐ろしい道に比べれば、ふだん通る山道は何十倍、何百倍もイージーで快適な道のように思えたのだ。

その日、私は診療が終わったあと、思いきってその山道の方にクルマを走らせた。もちろん、とても緊張はしたが、あれほど恐ろしかった山道をなんとか越え、安平《あびら》町という新千歳空港まであと15キロほどのところにある町のハンバーグ屋までたどり着くことができた。息も絶え絶えではあったが、私は穂別では決してできない「ふらりと寄った店で夕食をとる」という行為をして、そこからまた穂別に戻った。「次は空港まで行ける」と自信もわいて、それからは実際にあっけないほど簡単に自力で空港との往復ドライブができるようになったのである。

深夜のマルホランド・ドライブはあまりに苛酷な恐怖体験ではあったが、「獅子の子落とし」と同じような効果を私にもたらしたのだろう。そう考えれば、あのときのドライバーには感謝するしかない気もする。いずれにしても、60歳をすぎてからこれほど運転が身近になり、しかも楽しめるほどになる生活が待っているとは思わなかった。ありきたりの言葉だが、人生、何があるかわからないものである。

ビッグボスがやって来る!

6月にオンライン面接、7月に穂別初訪問、大学の学部長への辞職申し入れ、そして9月には都内での運転教習、と穂別行きの準備は着々と整ってはいたが、やはり途中で何度も「本当に大丈夫だろうか」と自問する声が心の片隅から聞こえてくることがあった。

もちろん、完全に東京から撤退するわけではない。「週末は札幌でも東京でも先生がすごしやすいところでリフレッシュしてください」という所長のひとことで、とりあえず東京の自宅はそのまま残しておくことにした。

大学の専任教員、いくつかの事業所の産業医、それに各種選考委員や財団法人の評議員などは辞めることとなった。また、かつて芸術系を志す大学の教え子たちとギャラリーなどをやっていたときに作った小さな有限会社があるのだが、その運営も人に譲ることに決まった。

ただ、当初は考えていなかったが、「これは続けられそう」というものも出てきた。ひとつは20年以上、続けていた精神科の非常勤の外来だ。「いきなり完全にやめたら大勢の患者さんたちが動揺してたいへんなことになる」というその診療所の懸念もあり、「土曜午後なら外来が続けられるかも」と話すと「ぜひ」と言ってくれた。穂別があるむかわ町の役場に打診すると、「自治体職員になるので兼業は制限されますが、そういう事情なら特別に首長が許可します」といったありがたい返答が来た。

とはいえ、週のうち月曜から金曜までは穂別診療所で働き、近所の医師住宅で寝ることになる。私が北海道ですごしたのは、生まれてから中学卒業まで、それから大学を卒業して研修医となった25歳から31歳頃までの計20年ほどだ。それ以外の40年は、実家は北海道にあったが東京で学校に行ったり働いたりしていた。それに、何度も繰り返すが、北海道とはいっても、これから行こうとしているむかわ町穂別は実家からもかなり離れた未知の土地なのだ。

秋頃から少しずつ、周囲の知人や仕事先の人にも「実は来年から穂別というところで働く」と話し始めていたのだが、多くの人は「驚きました」と言ったあと、「大丈夫なんですか」「大学を辞めるなんてもったいない」「残念ですね」とどちらかといえばネガティブなリアクションをしてきた。もっと親しい人たちからは、「かわいそう」「絶対無理だよ」などとも言われた。それらを聞いているうち、「そうか、私ってなんだか気の毒な人なんだろうか」と今さらながら実感がわいてきて、ほんのちょっとではあるが感傷的な気持ちになった。「いつか東京にカムバックできる日を祈ってます」と言われて、〝負け犬〟感を味わうこともあった。

ところが、そういった秋風モードが一掃される日がやってきた。

2021年10月23日、朝のネットニュースに目をやった私は、「えええっ、なんだって！」と大きな声を上げた。「スポーツニッポン」が「北海道日本ハムファイターズの次期監督として新庄剛志《つよし》氏の就任が有力」という内容のスクープを出したのだ。

私は、子どもの頃から野球観戦が好きだった。小学生の頃は読売ジャイアンツが好きで、そのあとは東京六大学野球のファンになった。おとなになって野球から一時離れたが、2004年に日本ハムファイターズが北海道を本拠地としてから、再びときどき野球を見るようになった。当時、存命だった両親がいる実家に戻ると、よくファイターズの話題が出るのでそれにあわせるため、というのがきっかけだったのだが、そのうち自分自身も応援するようになった。

とくに2008年に立教大学の教員になってからは、機会を見つけて、神宮球場の六大学野球で立教を、大学のキャンパスから1時間ほどで行ける埼玉西武ライオンズの球場でライオンズと戦うファイターズを応援するようにもなっていた。ただ、ここ数年は大学の業務が増え、さらにコロナ禍にも突入し、球場からはめっきり足が遠のいていたのだった。新庄剛志氏が選手として日本ハムファイターズに在籍していたのは2004年から2006年までのわずか3年間であったが、さまざまなパフォーマンスや攻守の活躍で北海道のファンの心をワシづかみにしたのは間違いない。

それまであまりプロ野球を見ていたわけではない両親でさえ、「シンジョーっておもしろいわね」「けっこう打つんだよね、あれで」などとよく彼の話題を口にしていた。私は心の中で何度となく、「両親を楽しませてくれてありがとう」と新庄選手にお礼を言ったものである。

あれほどの選手だったのに現役引退後はコーチや解説者になる道を選ばず、インドネシアのバリ島に移住して画家を目指す、という人生の選択にも驚いた。たまにテレビのバラエティ番組などが「新庄選手はいま」といった企画で取り上げていたが、バリ島では本当に絵を描いたりバイクに乗ったり愛犬とたわむれたりしているだけで他にはたいしたこともしていないようで、それもさらなる驚きであった。

そして最大の驚きは、2019年、インスタグラムに現役復帰を目指すと宣言する動画を投稿したことである。そのとき語った言葉がまたよかった。

「みんな、夢はあるかい？　1％の可能性があれば、必ずできる。きょうからトレーニングを始めて、もう一回、プロ野球選手になろうと思います。みんなも何か挑戦しようぜ！」

2020年12月、48歳で12球団合同トライアウトを受けた新庄氏は、日本ハムファイターズのユニフォーム姿であった。からだはシェイプアップされており、キレのいいヒットを打つなどの活躍も見せたが、「獲得します」と名乗りを上げた球団はいなかった。私はがっかりしたが、新庄氏が真剣だったことは伝わってきたし、どんなことがあっても明るい笑顔を絶やさないところも魅力的で、彼のインスタグラムを毎日、見るようになっていた。

その新庄氏が、現役復帰どころか監督に就任するかもしれない、という。それも私がこれから赴こうとしている北海道を本拠地とする日本ハムファイターズの監督に、である。

本当だったら、なんとうれしいことだろう。でも、もしただの可能性のひとつで、結局は別の人が監督になったとしてもかまわない。「1％の可能性」で何日かでも夢を見られればそれでいい……。私はそんな夢心地でそれからの数日をすごした。

ところが、それは「1％の可能性」などではなく、「100％の現実」であることがわかってきた。

2021年11月4日と5日、私は穂別に行って外来診療の見習いをさせてもらうことになっていた。4日の午後、私は所長に「これから新庄新監督の記者会見があるそうなので、ネット中継を見ていいですか」と伝え、所長やそのとき来ていた研修医とともにパソコンの画面を見つめた。

上下えんじ色のスーツから大きくはみ出る高い襟の白シャツをまとって報道陣の前に姿を現した監督は、まず両手を腰にあててファッションモデルのようにポーズを決めた。そして会見が始まると、「日本ハムを変え、僕がプロ野球を変えていきたいという気持ちで北海道に帰ってきた」と語り、「僕のことは監督じゃなくてビッグボスと呼んでほしい」と言ったのだ。

会見の翌日、5日の朝、医局に行くと診療所で定期購読している「北海道新聞」が届いていた。その1面には記者会見をする昨日の新庄新監督の写真が大きく載っており、「俺の出番」という見出しが躍っていた。私はひそかに、「そうか。『私の出番』も来たということだ」と思った。

それ以降、マスコミは〝ビッグボス・フィーバー〟状態となり、北海道は全国から熱い注目を集める地となった。知人からのメールのトーンも激変した。それまでの「これから生活を変えるだなんてつらいですね」といった哀れみ路線から、「ビッグボスが行く北海道に行けるなんてうらやましい」「私も野球を見に行くのでそのときはよろしくお願いします」といった羨望路線へと変わったのだ。中には、「来年から北海道に行くのは、新庄監督が就任するからなの?」と質問してくる人もおり、事実はまったくそうではなかったが、おもしろいので「そうかもね」などと答えたこともあった。

とにかく、「新庄剛志氏、北海道に戻る」ということの予期せぬできごとにより、私の心の中にわずかながら残っていた不安、おびえ、ためらいなどの感情はすべて吹き飛んだのであった。

さらに私を喜ばせたのは、ファイターズの新チームカラーがスカイブルーとなったことであった。それは、私がはじめて所有することになったクルマとまさに同じ色だったのだ。「私は北海道でファイターズ色のクルマに乗るんだ」と思うと、「赴任の日が待ち遠しい」という思いが胸にあふれた。

あっという間に着任日

ビッグボスの監督就任が正式に発表されてから私が穂別に着任するまでの約5か月は、あっという間にすぎた。

2022年3月末での退任は無事に決まったのだが、それまでは大学の講義やゼミ、そして学科長業務は続く。とくに学科長業務では、次の春から着任が決まっていた教員が家庭の事情で辞退したり、新しい科目の設置をめぐって学科内でも議論が紛糾したり、難題の連続で会議がうまく回らないことも多かった。あるときなど、どうしても早く決めなければならないことがあり、教員全員の都合がつくのが午後9時からだったため、その時間からオンライン会議を開催したことがあった。そのあと、ある教員から「あれは非常識ですよ。考えられない」と言われ、私は自分の組織運営能力のなさに失望すると同時に、「大学を辞めることにしておいてよかった」とひそかに安堵もした。もし、その次の年も予定通り学科長を続けることになっていたら、学科も私の精神も崩壊の危機に瀕したかもしれない。

都内の診療所の精神科非常勤医の仕事は、診察室の都合もあり、毎週ではなく「第2、第4土曜日」で継続させてもらえることになった。とはいえ、それまでずっと毎週2日間、外来を開いていたのだから、それがいきなり4分の1になる。とても患者さん全員は診られないので、同じ診療所の別の精神科医やほかの精神科クリニックへの転医をお願いすることになった。それがまたたいへんで、「動揺するだろうな」と予想した患者さんが意外にあっさり「あ、いいですよ」と言ってくれたかと思うと、以前から「そろそろ家の近所の医者に紹介してもらおうかな」などと言っていた人が、逆に「どうしてもここに通って先生に診てもらいたい！」と主張し始めたりする。すべては私自身の身勝手のせいなのだが、その振り分けや転医の場合の診療情報提供書と呼ばれる紹介状の作成にかなりの労力が必要だった。

また、この非常勤医としての勤務はあまりに長く続けすぎていたので、穂別に行ったあとも土曜に継続して診ることにしている予定の人の中にも、「月2回だけ？　ほかの日は絶対に来ないんですか？」「まさか遠くに行くわけじゃないでしょうね？　いつでもここに来られるんですよね？」「このクリニックや私を見捨てるんですか？」と言って怒り出したり泣き出したりする人が何人かいた。

「精神科医として〝この医者しか診られない〟という診察スタイルは失敗。誰と交代しても継続できるのが良い医療」とうそぶいていたのに、いつのまにか患者さんを依存させてしまっていたのだ。私もその患者さんたちにどこか依存していた部分があるのかもしれない。これは、精神科医としておおいに反省させられるできごとだった。

もちろん、東京の家は残しておくが、穂別での医師住宅でも最低限の家財道具などは必要だ。〝お試し診療〟で行くときは当直医用の住宅に寝泊まりするので、布団や冷蔵庫などひと通りのものはそろっている。ただ、4月から住む医師住宅にはそれらがない。穂別はへき地とはいえ、アマゾンなどネットで注文したものは日数はかかるもののふつうに届く、と聞いていたが、着任前に届くと受け取ってくれる人がいない。布団などは着任したその日から必要になるが、それはいったいどうすればいいのか。あとから「診療所に届くようにしておけば事務が受け取ってくれる」と気づいたのだが、そのときは毎日、「初日は床に寝て、次の日の夜に届くよう、アマゾンの時間指定を利用して」とシミュレーションをした。しかも、そうやってあれこれ考えながらメモに必要なものを書き出してみても、いつのまにか「キーホルダーにつけるミニライト、枕の下に入れるハーブの芳香剤、ボールペンの替え芯、燃えるゴミの袋」などとどんどん細かいものをあげてしまい、「いや、こんなものじゃない。もっと必要なものがあるはず」とやり直すなど、2022

年のはじめは混乱の日々が続いた。

そんなことをしているうちに、ついに2022年3月が来た。大学などの送別会はコロナ禍で開かれないことになり、それは私にとってとてもありがたかった。もしあったら、「学科長として何ひとつまともにできず、学生さんの指導も十分とはいえず……」と反省の弁を長々と述べることになりそうだし、出席の教員から議事進行の苦情が出そうだ。研究室から荷物を引き揚げるのには苦労したが、どうしても必要な本だけを穂別にまとめて送り、あとはすべてのものを廃品回収業者に頼んで引き取ってもらった。かなりの金額はかかったが、まさに「背に腹は代えられない」という心境であった。


穂別診療所の正式な勤務開始日は4月1日であったが、専攻医として1年間、穂別で地域実習をしていた若手の医師が離任して3月最終週は所長ひとりの体制になるとのことで、「少しでも早く来てくれると助かります」という連絡が来た。

3月30日、東京の非常勤先で午前の精神科外来を終えた私は、夕方の飛行機で新千歳空港に向かった。翌日の31日から、穂別診療所の正式な一員として仕事を始めるためだった。

午前の診療が終わり、「ついに旅立ちのときだ」と口にしてみたものの、なんの実感もわかなかった。実はそれに先立つ3月25日、新庄監督の初陣がどうしても見たくて、私は福岡ペイペイドームにまで出かけていた。福岡ソフトバンクホークスを相手取った開幕戦にファイターズは敗れたが、「本当にビッグボスが采配してる。夢じゃなかったんだ」とその感慨にまだ浸っていた、というのも大きかったと思われる。

——まあ、なんとかなるだろう。この東京の診療所もこれでお別れではなくて、これからも2週間に一度は来るわけだし。家財道具もまださっぱりそろっていないけど、いよいよとなれば当直医住宅にしばらく寝泊まりさせてもらえばいいし。それよりも、問題はビッグボスとファイターズだ。そして、本当に博物館は建て替えられ、カムイサウルスは〝新しい住まい〟に入ることができるのか、それも気になる。

「これからへき地医としてがんばる人」とはとても思えないような心境のまま、私は新千歳空港に到着し、予約していた穂別行きの路線バスに乗り込んだのだった。

はじめての愛車日産NOTEは陸送してくれる会社に依頼し、ひとあし先に東京から運びだされており、2日後には陸路で穂別にやって来るはずだ。

「へえ、へき地の診療所で働くという選択肢もあるんだ。そういう選択もなかなかいいかもしれないな」とはじめて思ってから、6年あまりの月日が経過していた。

新千歳空港からバスで着いた穂別に「診療所常勤医」として降り立ち、私は思った。

——東京とは何もかも違う。私はずいぶん遠くまで来たものだな。

しかし、そのあとすぐにこうも思った。

——いや、そうではない。子どものときに好きだったことに戻り、ずっとやりたいと思っていたことにようやくたどり着いた、ということなのかもしれない。

穂別の冬を越えて

２０２２年９月。穂別に来て半年近くがたった頃のことだ。

地元のガソリンスタンドに勤務する男性が、定期受診にやって来た。これまでのカルテにも勤務先は記されているが、そんなものを見なくても、ほぼ毎週そのガソリンスタンドに行っているので「ああ、あそこの人」とすぐわかる。

職業、家族構成などの生活背景を隠したくても隠せない町、それが穂別なのだ。

最初は、「どこに行っても自分が誰か知られているなんて、きゅうくつではないだろうか」とも思ったが、すぐになれた。それに、誰かが道ばたにちょっとしゃがみ込んでいるだけで、通りかかった人が「○○地区のヤマダさんのおじいさん、なんか具合悪そうだったから。ここの息子さん一家、親戚の葬儀で昨日から家あけてるんだよね。おじいさん、ちゃんとごはん食べてないのかも」と診療所に連れてきてくれる。そういうときは、「プライバシーが丸わかりなのは便利だな」とも思うのである。

さて、ガソリンスタンドの男性の話に戻ろう。

「血圧も安定、このあいだの検査のコレステロール値もまあまあですね」といつもの薬を処方したあと、私は言った。なんとなく交通や道路に関した雑談がいいかな、と思ったのだ。

「もうすぐ冬ですね。穂別ってやっぱり道路が凍るんですか？」

すると、スタンドの制服のまま受診に来た60代後半のその人は、生真面目な表情で首を横に振った。

「いいや」

私は一瞬、「そうか。冬の寒さは厳しいと言われている穂別だけど、道路凍結はあまりないのかな」とホッとした。しかし、そのあとの言葉を聞いて、まだ秋なのに私の心が凍りつきそうになったのである。

「道路だけじゃない。穂別では、すべてが凍るよ」

ガソリンスタンドの男性の言葉が何かの口火を切ったように、それからどんどん気温が下がり始めた。そして10月終わりになったある夜、診療所の駐車場に停めてあるクルマに乗り込んだ私は驚いた。フロントガラス一面が真っ白で、まったく前が見えない状態になっている。雪は降っていないから、これは氷か霜なのだろうか。やむなく洗車用のクロスでごしごしこすり、ある程度の範囲の〝白いなにか〟を落としてから発進させた。

翌日、「あれどういうことなの? 窓についてた白いのは何?」とあせって看護師たちにきくと、「もうすぐ11月だもん、そろそろ零下にもなるでしょ。夜に急に気温が下がると、地面から水蒸気が発生して霜になってフロントガラスにつくの」と教えてくれた。「えー、毎日あんな風になったら家に帰れないよ」と泣き声を上げると、「どうして? 診療所を出る15分前にリモコンスターターでエンジンかけて室内温上げておいたら、すぐ溶けるでしょ」と言う。私は、遠隔操作で車のエンジンを起動させる「リモコンスターター」なるものの存在を、そのときはじめて知ったのである。

10月の末に零下になった気温はそれからもどんどん下がり続け、12月には零下20℃を下回る日も出てきた。外気温を測るデジタル温度計で測定し、「-23℃」と表示された画面の写真を東京の知人らにＬＩＮＥで送ると、「想像がつかない」「よく歩けるね」などの予想された返事が来た。

ただ、気温20℃と30℃では体感はまったく違うが、氷点下になるとマイナス10℃もマイナス20℃も「寒い」というだけでそれほど変わらない気がした。水道管の凍結はあちこちの住宅で起きるようだが、住民たちはいざというときのために水を備蓄しておくなど、なれたものだ。

さらに驚いたのは、夏や秋の野菜をいろいろな方法で保存し、冬に食べている人たちが多いとわかったことだ。塩蔵したキュウリの塩出しをしてから再び漬け物にしたり、太い根や土をつけたまま収穫した白菜を〝むろ〟に置いておいて少しずつ使ったり、ゆでるなどの下処理をした野菜を冷凍する以外にもさまざまな方法で保存し、寒い時期にもおいしく味わっている。

「零下20℃の冬のすごし方」でいちばん印象的だったのは、薪ストーブを使っている家がとても多いことだ。

朝、職場に向かう途中でも、あちこちの家の煙突から煙が上がっているのが見える。高齢の患者に「家は寒くないですか」ときいて「うん。薪だから暖かいよ」と言われ、「えっ、薪だと石油ストーブなんかに比べて寒いんじゃないですか」と口にして笑われたことがあった。

「先生、薪がいちばん暖かいんだよ。木をもらってきて夏のあいだに割ってよく乾燥させておけば、いい薪ができる。ウチには石油ストーブもあるけど、やっぱり薪にはかなわないね」

昔は夜も火を完全には落とさず、太い薪を弱火で燃やし続けたこともあったようだが、いまの家は断熱性が高いのでそこまではしないらしい。それでも朝は室内も零下になると思われるが、ストーブに火が入ればすぐにまた暖まる。

そういう話を聞いていると、「冬こそが生きる知恵や腕の見せどころ」という気にもなってくるのである。

そして、2月が終わり3月に入ると、ときどき気温が零度を上回る日も出てくる。するると、診察室でもなんとなくソワソワし始める人が現れる。

「今年はもう90歳だからね、畑はもう去年でおしまいって決めてたんだよね。でも、こういう陽気になってくると、やっぱり雪が解けたら土をおこしたくなるね。子どもたちに怒られるけど、ちょっとだけ植えようかな……」

春になれば動かずにはいられない。土をおこして何かを植えずにはいられない。そんな人たちを見ていると、私までなんだかソワソワしてくる。それに気づかれたのか、今年の春はこんな風に声をかけてくれた人がいた。

「先生みたいな仕事だと、畑やりたくてもなかなかできないね。かわいそう。ちょっとやってみたら？」

今年はまだ「よし、やるか」と腰を上げる勇気がわかなかったが、来年の春はどうだろう。ソワソワが高じて、ついに農具を手にするときがやってくるのかもしれない。

来年の自分がどうなるか、自分でもわからない。そんな楽しくてぜいたくなことがあるだろうか。

へき地診療所常勤医の日常

毎日の診療は、思っていたより忙しい。ひとことで言えば「バタバタしている」。

ここに来るまでは、医者の仕事といえば「外来診療」と「病棟での診療」の2本立てだと思っていたのだが、地域医療ではその他にもやることがたくさんあるということがわかった。〃忙しさ自慢〃は自分の趣味にはあわないのだが、ちょっと1週間のスケジュールを書き出してみよう。

たとえば今週は、午前と午後の外来診療や病棟診療のほかに、こんな予定をもうひとりの医師である診療所所長と手分けして行う。

月曜は地域内の障がい者施設の回診、水曜はすぐ近くにある特別養護老人ホームの回診、木曜は地域の方々100名ほどに新型コロナワクチンの集団接種。そのほかに毎日、25名ずつにインフルエンザワクチンや、子ども用の水ぼうそうや日本脳炎などのワクチン接種を行う。近隣への訪問診療もあり、地元の事業所の従業員の職場健診、住民の特定健診もいくつか入っているようだ。

春や秋にはさらに、地域の保育園や学校に出向いての健診も加わる。これだけでほぼ手いっぱいなので、途中、救急車で重篤な状態の人が搬送されてきたりすると、たちまち通常業務はストップ。また救急車で来るほどではなくても、外来には「ビニールハウスの修繕中にハシゴから落ちた」「伐採作業中、ノコギリが指にあたった」「スズメバチに刺された」「吐いて下痢してる、食中毒かも」「鼻血が止まらない」などなど、いわゆる急患にあたる人がけっこう飛び込んでくる。そういう場合、基本的には「医師ひとりが急患対応し、ひとりが一般外来を続ける」と決まってはいるが、実際にはそうもいかず一般の患者さんたちをお待たせすることになる。

「ここでは手に負えない」と判断し、診療所から救急車を要請して苫小牧市などの総合病院まで1時間半ほどかけて搬送してもらうこともたまにあるのだが、この1年半のあいだで2回、医師も同乗する必要が生じた。血圧などが安定せず、救急車内での急変も予測されたのだ。1回は所長が、もう1回は私が同乗することになった。途中は緊張したが、なにごともなく目的地の病院に着いたときはホッとした。

また、「日中の忙しさ」とともに私がちょっと苦労しているのが、朝がけっこう早いことだ。通常の日は朝8時出勤だが、水曜、木曜は午前7時半からネットで全国の医療機関を結んでの30分間の勉強会があるので、それまでに行かなければならない。

夕方は夕方で、所内のカンファレンスやいくつかの定例会議がある。水曜は外来診療を夜6時半まで延長しており、所長と隔週で担当している。さらに私の場合、「どうしてもメンタルの問題を相談したい」と来院する人たちは、一般診療に差しさわりがないようまとめて昼休みに対応させてもらっているので、最近は「5分で昼食」という日もときどきある。

夕方5時半すぎから6時に、それでもなんとかその日、やるべきだったことをやり終えた頃には、「あー、終わった」とかなりヘロヘロになっていることもある。「これは完全なる肉体労働だ」と思い、ひとりうなずく。そして、1日おきの当直の日は原則的に、「今晩は電話がかかってこなければありがたいけど」と思いながら、6時に診療所で夕食をいただき、宿舎に戻って待機するのである。

なかなかたいへんな日々だな、と自分でも思うのだが、ストレスはほとんど感じない。それはどうしてか。いちばんの理由は、「地域住民がやさしいから」だ。それもちょっとやそっとのやさしさではない。

たとえば、救急車が到着して一般の外来診療がストップするとき。看護師が待合室で「いま救急車が来てるから、みなさんちょっと待ってね。ごめんなさいね」と言うと、それだけでほとんどの人たちは納得してくれる。外来が再開し、お待たせした患者さんを診察室に呼び入れると、「先生もたいへんだね」と逆にねぎらってくれることも少なくない。

「やさしい」とは言っても、「おとなしくて従順」というのとは違う。それどころか、口調はやや厳しめの人もいる。「こないだ湿布薬、入ってなかったよ。困るんだよ」と言われ、恐縮して「ごめんなさい、処方し忘れたみたいです」と謝ると、「いいって。今日はちゃんと頼むよ」とニヤリ。「こう言うとどう思われるか」など相手のハラの内を読みあう必要もなく、率直に会話できるってなんてストレスがないんだろう、と心がほぐれていく。

では、なぜ穂別の人たちはやさしくて率直なのか。まだ答えが出たわけではないが、不便さがいっぱいのこの地では、お互いに相手のことを思いやり、率直に自分の思いを伝え合わなければ、とても生きていけないからではないか。常に誰かを助け、自分も助けられることに遠慮がない。それはまさに、ここで暮らす人たちの「生きる知恵」なのである。

診療所から歩いて3分のところにある博物館には開館時間内にはなかなか行けないが、帰宅時、閉館後の建物を眺めに出かけることがある。博物館の中にはカムイサウルスの復元骨格模型が展示され、その隣の収蔵庫には全身化石が大切に保管されている。

建物の外にクルマを停めて降り、私は中にいるカムイサウルスに声をかける。

――穂別ってすごいところだね。診療所ではまだまだ一人前の働きができないけど、ここでいろいろな人に出会って、これまで知らなかったたくさんのことを教えてもらってるよ。それもこれも、カムイサウルスの化石が穂別で見つかったからだよね。どこかから流されてきて、かつては海だった穂別の地で長い眠りについていてくれて、小林先生や博物館の人たちの手で掘り出されてくれて、本当にありがとうね。

それからまたクルマに戻り、私は宿舎に帰る。3分もしないうちに着いてしまうので、まだ時間はたっぷりある。出かけるところもないから、必然的に家にいるしかない。

さて、今夜はなんの本を読もうか。それとも、昔の友だちに久しぶりにメールをしてみようか。いや、最近ちょっとサボりがちなピアノの練習もしなくてはならない。

夜は夜で、また楽しみなのである。

おわりに

へき地医療とカムイサウルスに心ひかれて、穂別にやって来た。

ところが、穂別はそれだけでとどまる町ではなかった。

穂別は、「ロマンの町」だったのだ。

これは決して私が考え出した表現ではない。1991年には「森と化石とロマンの里」というキャッチフレーズで町づくり計画がスタートしていて、いまでも地域や穂別について書かれた文章のあちこちに、「ロマンの里」や「ロマンの町」というフレーズが出てくる。

そして、この「ロマン」の源流にあるのはどうやら宮沢賢治の精神だ、ということもわかってきた。穂別は戦後、「北のイーハトーブ」を目指して再出発した町だったのだ。

合併して「むかわ町」となる前、穂別は穂別町という独立した自治体であったことはすでに述べたが、そのさらに前は「穂別村」であった。戦後、首長が官選から民選となり、1947年、穂別村の最初の村長選挙では38歳の横山正明氏が当選した。

若き横山村長は、宮沢賢治に傾倒しており、穂別を賢治が提唱した理想郷「イーハトーブ」にすると宣言。実際に、水力発電所や授業料無料の村立高校の設立などさまざまな事業を始め、村民もそれに熱狂的に賛同し、「村民が一体となって、誇りとロマンを抱いて村づくりに情熱を燃やした」という（田中弓夫『恐竜カムイサウルスを蘇らせた穂別の人たち——その歴史を辿り、顕彰する』〈メディアデザイン事務所マツモト、2023年〉参照）。

ところがその後、横山村長は病のため1956年に40代で職を退き、事業の多くは頓挫し、村は負債を背負ったまま1962年に町となった。

ここまでなら、「戦後の自由と民主主義の熱に浮かされて、若い首長と村民が非現実的な構想を抱いて突っ走り、そして挫折した」という全国にいくつもある話だろう。

穂別がすごいのは、そこから先だ。

1991年に「森と化石とロマンの里」として新たな町づくり計画がスタートしたあとも、日本のほかの郡部と同様、急激な過疎化や高齢化に苦しみつつも、「北のイーハトーブ」としての「誇りとロマン」は町民の心の奥でくすぶり続けた。

そして、2000年代に入り、町民は4作もの映画を作ったのだ。きっかけは2001年の文化講演会で、講師として穂別に招かれた映画監督・崔洋一《さいよういち》さんの「映画づくりはひとづくり」と題する講演だったという。「支笏《しこつ》湖小学校の子どもたちが卒業記念に映画を作った」という話を聞いた町民たちと監督が、「それなら監督、ワシらでも作れるのか」「できる、できる。やるなら指導するよ」というやり取りをしたのが始まりだったという。

それから、企画、台本、撮影、編集から演者まで、すべてが初体験の町民たちによる映画づくりがスタートし、2003年の『田んぼdeミュージカル』を皮切りに、『田んぼdeファッションショー』『いい爺《じ》いライダー』『赤い夕陽の爺yulie《ジュリー》』と立て続けに作品を作り出した。どれも地域の歴史や切実な現実を反映させながらも、70代、80代の〝役者〟たちが熱演、ダンスや歌唱のシーンもふんだんに盛り込まれ、何度も爆笑しながらもホロリとさせられる劇映画だ。一連の映画は、「毎日自治大賞奨励賞」「『地方の時代』映像祭市民自治体部門奨励賞」など数々の賞に輝き、コロナ禍が始まる前までは、全国で上映会が開かれ、ときには「あの役を演じた高齢者に来てほしい」と招かれて何人かで出かけ、トークショーもしたのだという。

私はこのことを穂別に行ってからはじめて知り、作品のDVDも見せてもらい、穂別の文化的な底力に驚いたのである。

また、穂別はアイヌの大きなコタン（村）があった場所でもあり、いまもアイヌの血をひく人たちが大勢、住んでいる。私の住む宿舎のすぐ近くにもコタン時代から大事にされてきた樹齢900年といわれる柏の大木があり、毎年、その前でアイヌの神事が行われている。ほかにも町民文化祭でも当然のようにアイヌの舞踊が披露されるなど、ごく自然にアイヌ文化が地域で息づいているのを感じる。

もちろん、〝カムイサウルスの新居〟になるはずの新博物館の計画も再始動しており、いまではすっかり仲良くなった櫻井館長や西村学芸員からときどきその話を聞けるのも、ぜいたくすぎる楽しみだ。

私は、「へき地医療の仕事がやりたい」と考えて、穂別に来たはずだった。それが今では、診療所の仕事が終わったあと、博物館の関係者たちと新しい博物館の理想について熱く語ったり、映画づくりにかかわっていた町民にこんなことを言ったりしている。

「もう一度、映画をやろうよ。そうだ、私は立教大学時代、映像身体学科という学科に所属していたんだった。そこには映画関係者の教員もたくさんいたから、今度、亡くなった崔洋一監督の後を継いで指導してくれそうな人を連れてくるよ。みんなで話してみようよ！」

ほかにも、町のアイヌの人たちと文化を記録する相談をしたり、「北のイーハトーブ」を目指したときに建立された「賢治観音」や、その後に開設された「イーハトーブ文庫」

のメンテナンスができないかと考えたり、〝医療以外のこと〟でもけっこう忙しい。

――もう少し腰を据えて医療についてきちんと学んだり実施したりするはずで、こんなはずじゃなかったんだけどな……。

隔日で当直があるので、その合間を縫うように町の人に会うスケジュールを組むこともあり、ときどき自分のやっていることが軌道からはずれすぎているのではないか、と反省もする。ただ、そのたびに「まあ、これでいいんじゃないかな」と自分の反省をすぐに打ち消す声が心の奥から響いてくるのだ。

――そもそも、東京の大学教員を辞めて穂別に来たことじたい、軌道からはずれたわけだし。それに「軌道」なんてどこかに本当にあるわけじゃなく、頭の中で勝手に思い描いているだけかもしれない。

おそらく当分、私は、この「森と化石とロマンの里」でいろいろなことを楽しむだろう。新博物館の完成を楽しみに、館長や学芸員とも今後の夢を語り合いたい。アイヌの文化や穂別独自の宮沢賢治文化の保存の手伝いもしたい。何より、かつて全国の人たちを驚かせた4作の手作り映画に参加した人たちや新しい仲間と、また穂別の映画を作ってみたい。診療所にいる時間は医療に一生懸命、打ち込めば、多少の〝課外活動〟はみんな許してくれるに違いない。

そして、この地でやりたいことをひと通りやったあと、どうするかは、今はまったく考えていない。「65歳で定年になっても穂別診療所の非常勤になれれば」と今から言ってくれる人には、「それもいいかも。でもまだわからないな」と答えている。そのときもまだからだが動けば、今度こそ離島の医者になるかもしれない。

あるいは、「中村哲さんのようにアフガニスタンに行きたい」と考えたことを思い出し、アフガニスタンなのか他の国なのか、海外で医療貢献をしたくなるのかもしれない。きっとこれから数年後は、いま以上に「もう何歳なんだから新しいことを始めるのは無理」とたしなめる雰囲気も薄くなり、「えっ、60代半ばになってから外国で医療活動をするだなんて」と言われることもないはずだ。

私は小学生の頃から、よく「ちゃんと計画を立てて勉強しましょう」などと学校の先生に言われてきた。いわゆる計画性というのがまったくなく、決めた通りに何かに打ち込んでやり遂げることがとても苦手なのだ。

――でも、完璧な計画を作ってがんばっていても、人生、何が待っているかわからない。

だとしたら、流れにまかせて、そのときやりたいと思ったこと、急に興味をひかれたことをやれば、それでいいんじゃないかな。

「穂別に来てからそんな風に思っている」と話したら、以前から親しくしている集英社クリエイティブ・イミダス編集部の根岸由希さんは、すぐに「それ、本にしましょうよ!」と言ってくれた。「うーん、ほとんど行き当たりばったりで生きてきた、という話なんか、本にして誰かの参考になるかな」と思いつつ書き出してみたら、むかし好きだったことや、やりたかったことが次々と思い浮かんできて、なかなか書き終わらない。これぞ計画性のなさの証なのであるが、その間、タイミング良く励ましながら待ってくださった根岸さんには、この場を借りて心からの感謝を伝えたい。本ができたら、ぜひ編集部の仲間と穂別に遊びに来てください。

そうそう、私が穂別に赴任してから「むかわ町復興拠点施設等整備事業Ⅰ」という町の大プロジェクトが動き始めた。保留のままになっていた新博物館建設に向けた計画がついに再び動き出し、穂別博物館特別顧問に就任した小林教授の陣頭指揮のもと、2026年4月までに新博物館がオープンすることとなったのだ。

2023年5月にその基本計画が町民にも公表されたあと、私はうれしい気持ちを地元紙「苫小牧民報」のコラムに書いた。このあたりでは圧倒的なシェアを誇る「苫小牧民報」、略称「苫民（とまみん）」の許可を得て、それを紹介させてもらいたい。

「診療所の勤務が終わると、ときどき裏口から出て短い階段を駆け上がり、高齢者施設の敷地を通り抜ける。すると、もうそこは穂別博物館だ。所要時間は3分ほどだろうか。

博物館は午後5時に閉館なので、展示は見られない。でも、小ぶりでシンプルだけど近代的な本館と小さな道路を挟んだところにある化石の収蔵庫を眺めているだけで、なんだか気持ちが落ち着く。この中に、穂別で発見された恐竜、カムイサウルス・ジャポニクス（むかわ竜）のほぼ全身の化石が眠っているのだ。

地域医療をやってみたい、と思った私が穂別診療所を選んだ最大の理由が、このカムイサウルスだった。その前に、東京の国立科学博物館でこの恐竜の全身復元骨格と化石の実物を見て感動したからだ。

ところが、〝カムイサウルスの地元〟である穂別の博物館は手狭で、全身の復元骨格や化石の展示はできない。尻尾がないままの復元骨格でもそれなりの迫力はあるが、全身を見たことがある私からはちょっと痛々しく感じられる。博物館にはリニューアル計画もあったが、胆振東部地震で保留となっていた。

そんな博物館を巡って、大きな動きがあった。この5月、むかわ町が博物館の新館の建設を含めた周辺エリア再整備基本計画を発表したのだ。もちろん、新館にはカムイサウルスの全身の復元骨格や化石を展示するスペースも確保されている。

オープンは2026年春になりそうとのことだから、あと3年弱。3年という時間は長そうに思えるが、意外にあっという間かもしれない。来年あたりから工事が始まれば、さらに時の流れは速まるだろう。

夏至の日も、夜間診療が終わってから博物館エリアまで行ってみた。時計は午後7時を回っていたが、まだ辺りは明るかった。閉館後の博物館の周辺に人けはなく、裏山のねぐらに戻って来た鳥たちの声だけが響き渡っていた。私は、カムイサウルスに心の中で話し掛けた。

『あと3年で新しい住まいができるよ。7200万年前から来たんだもの、あと3年待つなんてどうってことないよね』

新博物館の完成まで、私も穂別診療所で頑張ろう。診察に来る町の人たちとも『楽しみだね』と語り合いながら、カムイサウルスと一緒にその日を待ちたいと思っている。

（「恐竜のまちから」「苫小牧民報」2023年6月24日掲載）

新博物館がオープンするとき、私はどうなっているのだろう。そう考えるとちょっとワクワクする。

この本を読んでくださったあなたも同じだ。1年後、2年後、そして5年後の自分はどうなっているか。それは誰にもわからない。おそらくあなた自身にも。どんなことが待っていようとも、「これでよかったんだ」とそのときの自分にうなずきながら、変化を楽しみつつこれからの日々を生きていってほしい。心からそう祈っている。

2月、マイナス10℃を暖かいと感じる穂別の朝に　　香山リカ

香山リカ　Rika Kayama

1960年、北海道札幌市生まれ。東京医科大学在籍中から執筆活動を始める。同大学卒業後は精神科医として臨床に携わりながら、帝塚山学院大学教授、立教大学教授などを歴任。また現在に至るまで精神医学、政治、カルチャー等、幅広いジャンルで執筆活動を続け、多数の著書を刊行している。50代半ばから地域医療を志し、2022年4月、北海道のむかわ町国民健康保険穂別診療所に総合診療医として着任。週末には東京での精神科診療も継続しており、北海道と東京を往復する2拠点生活を送っている。

61歳《さい》で大学教授《だいがくきょうじゅ》やめて、北海道《ほっかいどう》で「へき地《ち》のお医者《いしゃ》さん」はじめました

2024年 2 月29日　第1刷発行
2024年10月22日　第3刷発行

著　者　香山《かやま》リカ

発行者　徳永 真

発行所　株式会社 集英社クリエイティブ
〒101-0051 東京都千代田区神田神保町2-23-1
電話 03-3239-3813

発売所　株式会社 集英社
〒101-8050 東京都千代田区一ツ橋2-5-10
電話　読者係　03-3230-6080
販売部　03-3230-6393（書店専用）

印刷所　TOPPAN株式会社

製本所　ナショナル製本協同組合

ISBN978-4-420-31103-8 C0095